Armonia e Salute Mentale

L'Alleanza tra Sport e Alimentazione per una Mente Resiliente

Di Luca Mancini

Sommario

CAPITOLO

1

"Introduzione alla Salute Mentale: Fondamenti e la sua interazione con il corpo."

Cosa Intendiamo per Salute Mentale?

La salute mentale è un aspetto cruciale del benessere complessivo di un individuo ed è un concetto complesso che abbraccia una vasta gamma di dimensioni emotive, cognitive e psicologiche. Definire la salute mentale può essere un compito difficile, ma in generale, può essere descritta come una condizione in cui un individuo è in grado di affrontare le sfide della vita quotidiana in modo efficace, sperimentando un senso di benessere emotivo e psicologico.

La salute mentale implica una serie di caratteristiche fondamentali. Innanzitutto, include la capacità di gestire lo stress e le difficoltà della vita in modo adeguato, utilizzando strategie di coping efficaci. Questo non significa che una persona con salute mentale non affronti mai lo stress o le sfide, ma piuttosto che sia in grado di far fronte a tali situazioni in modo costruttivo, senza che queste diventino debilitanti o causino un eccessivo disagio psicologico.

Inoltre, la salute mentale comprende la capacità di stabilire e mantenere relazioni interpersonali soddisfacenti e significative. Questo aspetto è importante perché le relazioni sociali positive hanno dimostrato di avere un impatto significativo sulla salute mentale di una persona. Le connessioni sociali possono fornire supporto emotivo e psicologico, riducendo così il rischio di isolamento sociale e depressione.

La resilienza è un'altra caratteristica chiave della salute mentale. Una persona con una buona salute mentale è in grado di adattarsi alle sfide e ai cambiamenti nella vita in modo efficace, senza crollare sotto pressione. Questa capacità di adattamento è fondamentale per affrontare le difficoltà che la vita può presentare.

È importante notare che la salute mentale non è solo l'assenza di malattie mentali. Mentre la mancanza di disturbi psicologici è certamente un elemento importante, che va oltre la semplice assenza di sintomi. Una persona può non avere una diagnosi specifica di disturbo mentale, ma può comunque avere una scarsa integrità mentale a causa di stress cronico, relazioni malsane o mancanza di autostima.

La distinzione tra benessere mentale e assenza di malattie mentali è cruciale. Il benessere mentale riguarda il raggiungimento di uno stato positivo di salute psicologica, che va oltre la mera assenza di sintomi o disturbi; questo è associato a una maggiore felicità, soddisfazione nella vita e capacità di affrontare le sfide quotidiane in modo costruttivo.

D'altra parte, l'assenza di malattie mentali indica semplicemente che una persona non soddisfa i criteri per una diagnosi specifica, ma non implica necessariamente che quella persona abbia una buona salute mentale. Alcune persone possono nascondere i loro sintomi o non essere consapevoli dei loro problemi mentali, il che rende ancora più importante riconoscere che la salute mentale è un concetto più ampio e complesso.

Inoltre, è importante notare che la salute mentale è dinamica e può variare nel tempo. Le persone possono attraversare periodi di buona salute mentale seguiti da periodi di stress o difficoltà, che influenzano il loro benessere psicologico. Pertanto, è fondamentale che le persone siano consapevoli del proprio stato mentale e cercare il supporto necessario quando ne hanno bisogno.

La salute mentale è un aspetto fondamentale della vita di ogni individuo e merita attenzione e cura costante. Investire in essa è un passo importante verso una vita più soddisfacente e appagante.

"Basi Biologiche della Mente":

Le basi biologiche della mente sono un campo affascinante che cerca di comprendere come il nostro sistema nervoso e il cervello siano coinvolti nella regolazione delle emozioni e del comportamento umano. Per farlo, è essenziale esaminare le strutture chiave del sistema nervoso e del cervello, così come il ruolo cruciale dei neurotrasmettitori e degli ormoni nella modulazione degli stati d'animo.

Il sistema nervoso è un sistema complesso che funge da rete di comunicazione all'interno del nostro corpo. È diviso in due parti principali: il sistema nervoso centrale (SNC) e il sistema nervoso periferico (SNP). Il SNC è composto dal cervello e dal midollo spinale, mentre il SNP è costituito dai nervi che si estendono dal SNC alle diverse parti del corpo.

Il cervello, in particolare, è il centro di comando del nostro sistema nervoso ed è responsabile di una vasta gamma di funzioni cognitive ed emotive. Esistono diverse strutture chiave all'interno del cervello che giocano un ruolo fondamentale nella regolazione delle emozioni e del comportamento. Tra queste, l'amigdala è una delle più importanti, situata nella parte inferiore del cervello ed è coinvolta nella risposta alle emozioni, in particolare quelle legate alla paura e all'ansia. Essa agisce come un allarme emotivo, inviando segnali al corpo per prepararsi a reagire a situazioni pericolose.

Un'altra regione critica è l'ippocampo, situato nelle profondità del cervello, il quale svolge un ruolo chiave nella memoria e nella regolazione dell'umore, aiutando a stabilizzare le emozioni e a integrare nuove esperienze nella nostra comprensione del mondo. Problemi nell'ippocampo sono spesso associati a disturbi dell'umore, come la depressione.

Oltre alle strutture cerebrali, il sistema nervoso comunica attraverso messaggeri chimici noti come neurotrasmettitori. Queste sostanze chimiche fungono da ponti tra i neuroni e le cellule del cervello, permettendo loro di scambiare informazioni. Alcuni neurotrasmettitori sono particolarmente coinvolti nella regolazione degli stati d'animo. Il più noto è la serotonina, che svolge un ruolo chiave nella regolazione dell'umore e nel controllo dell'ansia. Bassi livelli di serotonina sono spesso associati a disturbi dell'umore come la depressione.

Altri neurotrasmettitori, come la dopamina e la noradrenalina, influenzano l'energia, la motivazione e la risposta allo stress. La dopamina è coinvolta nella gratificazione e nel piacere, mentre la noradrenalina è spesso chiamata "l'ormone da combattimento o fuga" perché aumenta la vigilanza e la prontezza nel rispondere alle minacce.

Oltre ai neurotrasmettitori, gli ormoni svolgono un ruolo importante nella modulazione degli stati d'animo. Essi sono sostanze chimiche prodotte da ghiandole endocrine, come l'ipotalamo e la ghiandola pituitaria, e influenzano una vasta gamma di funzioni nel corpo. Ad esempio, l'ormone dello stress, il cortisolo, viene rilasciato in risposta a situazioni stressanti e può avere effetti significativi sull'umore e sul comportamento. Un'eccessiva esposizione al cortisolo può contribuire allo sviluppo di disturbi dell'umore come l'ansia e la depressione.

In sintesi, le basi biologiche della mente comprendono il sistema nervoso, il cervello e una complessa rete di neurotrasmettitori e ormoni che interagiscono per regolare le emozioni e il comportamento umano. Comprendere come queste strutture e sostanze chimiche influenzano la nostra psicologia è fondamentale per migliorare il trattamento dei disturbi mentali e per promuovere il benessere emotivo.

L'Interconnessione tra Corpo e Mente:

L'interconnessione tra corpo e mente è un concetto cruciale nell'ambito della salute e del benessere umano. Questo principio sottolinea come le condizioni fisiche possano avere un impatto significativo sulla mente e viceversa, evidenziando il ruolo fondamentale di fattori come l'esercizio, l'alimentazione e il sonno nel modellare il nostro benessere psicologico. Allo stesso tempo, la psicosomatica esplora come il nostro stato mentale possa influenzare la salute fisica, sottolineando l'importanza di una mente sana per un corpo sano.

Uno dei modi principali in cui il corpo influisce sulla mente è attraverso l'esercizio fisico. L'attività fisica regolare è stata associata a una serie di benefici per il benessere mentale. Durante l'esercizio, il corpo rilascia endorfine, sostanze chimiche del cervello spesso denominate "ormoni della felicità", che contribuiscono a migliorare l'umore e ridurre lo stress. Inoltre, l'esercizio può aumentare la sensazione di autostima e fiducia in sé stessi, migliorando così l'aspetto psicologico. La pratica regolare dell'attività fisica è stata collegata alla riduzione dei sintomi di ansia e depressione, nonché all'aumento della resistenza allo stress.

Un'altra componente cruciale è l'alimentazione. Ciò che mangiamo ha un impatto significativo sulla nostra salute mentale. Una dieta equilibrata che fornisce al corpo tutti i nutrienti essenziali è fondamentale per il funzionamento ottimale del cervello. Ad esempio, i nutrienti come gli acidi grassi omega-3, le vitamine del gruppo B e gli antiossidanti possono svolgere un ruolo nella protezione del cervello e nel miglioramento dell'umore. Al contrario, un'alimentazione ricca di zuccheri e grassi saturi può contribuire a disfunzioni cognitive e a cambiamenti negativi nell'umore. Inoltre, l'alimentazione può influenzare il sonno, un altro aspetto fondamentale della salute mentale.

Il sonno è essenziale per il recupero fisico e mentale. La mancanza di sonno può portare a problemi di salute mentale come l'ansia e la depressione, oltre a influire sulla nostra capacità di concentrazione, memoria e gestione dello stress. Durante il sonno, il cervello elabora le informazioni, consolidando le esperienze e le emozioni. Uno dei disturbi del sonno più comuni, l'insonnia, è spesso associato a sintomi di ansia e depressione. Mantenere una buona igiene del sonno, che comprende la creazione di una routine regolare e l'eliminazione di disturbi del sonno, è fondamentale per una mente sana.

D'altra parte, la psicosomatica esplora come il nostro stato mentale influenzi la salute fisica. I pensieri, le emozioni e lo stress possono avere effetti significativi sul corpo. Ad esempio, lo stress cronico può contribuire allo sviluppo di condizioni fisiche come malattie cardiache, disturbi gastrointestinali e problemi immunitari. Questo fenomeno è noto come "stress correlato alla malattia" e dimostra chiaramente il legame tra mente e corpo. Inoltre, i disturbi dell'umore come la depressione possono influenzare la percezione del dolore e la tolleranza al dolore fisico.

Un altro aspetto della psicosomatica è l'influenza delle convinzioni e delle aspettative personali sulla salute fisica. L'effetto placebo, ad esempio, dimostra come la credenza di ricevere un trattamento efficace possa portare a miglioramenti oggettivi nella salute fisica, anche quando il trattamento in sé non ha alcun effetto farmacologico. Questo sottolinea il potere della mente nel modellare la salute fisica.

In sintesi, l'interconnessione tra corpo e mente è un concetto cruciale che evidenzia come i fattori fisici influenzino il benessere mentale e viceversa. L'esercizio, l'alimentazione e il sonno giocano un ruolo fondamentale nella regolazione delle emozioni e del comportamento. Allo stesso tempo, la psicosomatica sottolinea come il nostro stato mentale possa influenzare la salute fisica, dimostrando l'importanza di una mente sana per un corpo sano. Comprendere questa interconnessione è essenziale per promuovere la salute e il benessere complessivi.

"Rischi e Protezione della Salute Mentale":

La salute mentale è un aspetto essenziale del benessere globale di un individuo, e come per la salute fisica, ci sono una serie di fattori di rischio e protezione che possono influenzarla in modi significativi. Comprendere questi fattori è fondamentale per promuovere e mantenere una buona salute mentale.

Iniziamo con i fattori di rischio. Uno dei principali fattori di rischio per la salute mentale è l'esperienza di eventi traumatici o stressanti. Gli eventi come la perdita di una persona cara, il trauma psicologico o esperienze di abuso possono avere un impatto duraturo sulla salute mentale di un individuo. Inoltre, l'instabilità economica, la disoccupazione o la povertà possono aumentare il rischio di sviluppare problemi di salute mentale. La mancanza di sostegno sociale e relazioni interpersonali insoddisfacenti sono anch'essi fattori di rischio significativi, poiché il supporto sociale è spesso cruciale per il benessere emotivo.

Le condizioni biologiche, come una predisposizione genetica a disturbi mentali o problemi di salute fisica, possono aumentare il rischio di problemi di salute mentale. Ad esempio, l'ereditarietà gioca un ruolo importante in condizioni come la schizofrenia o il disturbo bipolare. Tuttavia, è importante sottolineare che la presenza di un fattore di rischio genetico non garantisce lo sviluppo di un disturbo mentale, poiché l'ambiente e gli altri fattori influenzano notevolmente il risultato.

L'abuso di sostanze è un altro fattore di rischio importante per la salute mentale. L'uso eccessivo o incontrollato di alcol, droghe o altre sostanze può contribuire allo sviluppo di disturbi mentali o esacerbare quelli esistenti. Questo può essere dovuto agli effetti diretti delle sostanze sul cervello o al fatto che l'uso di sostanze può portare a comportamenti a rischio o isolamento sociale.

D'altra parte, ci sono anche una serie di fattori di protezione che possono contribuire a preservare la salute mentale. Uno dei più importanti è il sostegno sociale. Avere una rete di amici e familiari solidale e di fiducia può fornire un'importante rete di sicurezza emotiva, aiutando a gestire lo stress e a far fronte alle difficoltà.

La resilienza è un altro fattore di protezione chiave, che si riferisce alla capacità di adattarsi e recuperare da situazioni stressanti o traumatiche. Alcune persone hanno una maggiore capacità innata di essere resilienti, ma è una competenza che può essere sviluppata e rafforzata attraverso strategie di coping efficaci e il supporto psicologico.

Lo stile di vita sano è un fattore di protezione importante per la salute mentale. L'esercizio fisico regolare, una dieta equilibrata e il sonno adeguato possono contribuire a mantenere un cervello sano e a ridurre il rischio di disturbi mentali. La gestione dello stress attraverso tecniche come la meditazione, lo yoga o la terapia può anche essere altamente efficace nel preservare il benessere psicologico.

Infine, l'accesso a servizi di salute mentale di qualità è fondamentale per la prevenzione e il trattamento dei disturbi mentali. La terapia psicologica, i farmaci psicotropi e il supporto di professionisti della salute mentale possono svolgere un ruolo cruciale nel mitigare i sintomi dei disturbi mentali e nel promuovere il recupero.

In sintesi, la salute mentale è influenzata da una serie complessa di fattori di rischio e protezione. Comprendere questi fattori è fondamentale per promuovere e mantenere una buona salute mentale. La resilienza, il sostegno sociale, uno stile di vita sano e l'accesso a servizi di salute mentale sono tutti elementi chiave nel preservare il benessere psicologico.

"Conclusione e Introduzione ai Prossimi Argomenti":

In questo capitolo abbiamo esplorato le complesse interconnessioni tra corpo e mente, analizzando come vari fattori influenzino la nostra salute mentale. Abbiamo iniziato con una panoramica dei concetti di base relativi alla salute mentale, sottolineando che essa non è solamente l'assenza di malattie mentali, ma implica un equilibrio emotivo e psicologico che consente alle persone di affrontare le sfide quotidiane in modo efficace.

Abbiamo approfondito l'importanza del sistema nervoso e del cervello nella regolazione delle emozioni e del comportamento. Le strutture cerebrali come l'amigdala e l'ippocampo svolgono ruoli chiave nel nostro benessere emotivo. Inoltre, abbiamo discusso del ruolo dei neurotrasmettitori, come la serotonina, nella modulazione degli stati d'animo e della psicosomatica, evidenziando come lo stress, la percezione del dolore e altre esperienze mentali influenzino direttamente la salute fisica.

Successivamente, abbiamo esplorato i fattori di rischio e di protezione che possono incidere sulla salute mentale. Eventi traumatici, stress cronico, condizioni biologiche, abuso di sostanze e mancanza di supporto sociale sono stati identificati come possibili fattori di rischio. D'altra parte, il sostegno sociale, la resilienza, uno stile di vita sano e l'accesso a servizi di salute mentale sono stati identificati come fattori di protezione chiave.

Ora, guardiamo al futuro e anticipiamo come lo sport e l'alimentazione, i prossimi argomenti dei capitoli successivi, siano fondamentali per la salute mentale. Entrambi questi aspetti sono interconnessi con i concetti affrontati finora.

Nei prossimi capitoli, esploreremo in dettaglio come lo sport e l'alimentazione possono essere utilizzati come strumenti per promuovere una salute mentale ottimale. Sarà un viaggio affascinante alla scoperta di come le scelte quotidiane che facciamo riguardo al nostro corpo e alla nostra mente possano avere un impatto significativo sulla nostra qualità di vita e sul nostro benessere complessivo.

CAPITOLO

2

"Il Ruolo dello Sport nella Salute Mentale"

"Sport come Mezzo di Regolazione Emotiva":

Lo sport, oltre a essere un mezzo efficace per mantenere la salute fisica, rivela un potente strumento per la regolazione emotiva. Nel primo capitolo, abbiamo esaminato l'interconnessione tra corpo e mente, evidenziando come fattori fisici possano influenzare il benessere psicologico. In questa sezione, approfondiremo come l'esercizio fisico possa essere utilizzato per gestire lo stress, l'ansia e altri stati d'animo, mentre discuteremo anche dell'importanza dello sport nel migliorare la qualità del sonno e nel regolare i ritmi circadiani.

Uno dei benefici più immediati dello sport sulla salute mentale è la sua capacità di ridurre lo stress. L'attività fisica libera endorfine, che sono noti come "ormoni della felicità". Inoltre, lo sport fornisce un'opportunità per concentrarsi su un obiettivo specifico, distogliendo l'attenzione da preoccupazioni e pensieri stressanti. Questo processo di focalizzazione può funzionare come una forma di meditazione in movimento, aiutando a liberare la mente da tensioni e ansie.

L'ansia è un altro stato d'animo che può essere significativamente alleviato attraverso l'esercizio fisico. Gli effetti calmanti delle endorfine non solo migliorano l'umore ma possono anche ridurre i sintomi dell'ansia. L'attività fisica regolare aiuta a rilassare i muscoli tesi e a liberare la tensione accumulata nel corpo, spesso associata all'ansia. Inoltre, l'esercizio può insegnare strategie di gestione dello stress, aiutando le persone a sviluppare una maggiore resistenza agli eventi stressanti.

Un altro aspetto cruciale della regolazione emotiva attraverso lo sport è il suo impatto sul sonno. Il sonno è fondamentale per il benessere mentale, poiché durante il sonno il cervello elabora informazioni, consolida ricordi ed effettua riparazioni fisiche ed emotive. L'attività fisica regolare può migliorare la qualità del sonno in diversi modi. Innanzitutto, l'esercizio fisico aiuta a regolare il ritmo circadiano, l'orologio biologico interno del corpo che controlla il ciclo sonno-veglia. L'attività fisica può contribuire a sincronizzare il ritmo circadiano, facilitando il sonno notturno e la veglia diurna.

Inoltre, l'esercizio può contribuire a ridurre l'insonnia e a migliorare la durata del sonno. L'insonnia è spesso associata all'ansia e allo stress, e l'attività fisica può aiutare a ridurre questi fattori. Inoltre, l'aumento della temperatura corporea durante l'esercizio fisico seguito da un raffreddamento successivo può promuovere il sonno, poiché il calo di temperatura è associato a una maggiore sonnolenza.

Infine, lo sport può avere un impatto positivo sulla struttura e sulla funzione del cervello, contribuendo così alla regolazione emotiva. L'attività fisica può favorire la crescita di nuovi neuroni e sinapsi, migliorando la plasticità cerebrale. Questi cambiamenti possono influenzare positivamente la funzione cognitiva e l'umore. Inoltre, lo sport promuove la produzione di fattori di crescita cerebrale, come il fattore neurotrofico derivato dal cervello (BDNF), che è coinvolto nella protezione delle cellule cerebrali e nella promozione della neurogenesi.

Quindi, lo sport è un potente mezzo di regolazione emotiva che sfrutta l'interconnessione tra corpo e mente. L'attività fisica libera neurotrasmettitori come le endorfine che migliorano l'umore e riducono lo stress. Prossimamente, esploreremo ulteriormente il ruolo dello sport nell'ottimizzazione della salute mentale.

"Sport e Interazione Sociale":

Lo sport non è solo una forma di attività fisica, ma svolge anche un ruolo fondamentale come mezzo per promuovere interazioni sociali positive. Queste interazioni possono avere un impatto significativo sul benessere mentale degli individui, e questo legame è strettamente correlato ai concetti di resilienza e protezione menzionati nel primo capitolo. Inoltre, uno degli aspetti più evidenti e benefici delle interazioni sociali nello sport è il senso di appartenenza e il sostegno che la comunità sportiva di squadra può offrire.

La pratica sportiva in un contesto di gruppo offre molteplici opportunità per le interazioni sociali. Gli individui che partecipano a squadre sportive o gruppi di allenamento spesso sviluppano relazioni significative con i compagni di squadra. Questi legami possono creare un senso di comunità e appartenenza che contribuisce positivamente al benessere mentale.

Uno dei modi in cui lo sport promuove interazioni sociali positive è attraverso la condivisione di obiettivi comuni. Gli atleti che si allenano insieme lavorano verso risultati simili, sia che si tratti di vincere una partita o di migliorare le proprie prestazioni. Questo senso di scopo condiviso può rafforzare i legami tra i partecipanti e favorire un senso di coesione all'interno del gruppo. La collaborazione e il supporto reciproco diventano elementi chiave in queste dinamiche di squadra, contribuendo a promuovere un ambiente positivo.

Il senso di appartenenza a una squadra o a una comunità sportiva può svolgere un ruolo cruciale nella promozione del benessere mentale. Essere parte di un gruppo sportivo offre un'opportunità per sperimentare l'inclusione sociale, sentirsi accettati e apprezzati dagli altri. Questo senso di appartenenza può contrastare il senso di isolamento sociale, che è spesso associato a problemi di salute mentale come la depressione. La condivisione delle vittorie e delle sconfitte con i compagni di squadra può anche favorire un senso di gratitudine e di connessione emotiva.

Inoltre, il sostegno sociale all'interno del contesto sportivo può svolgere un ruolo importante nella resilienza psicologica degli individui. La resilienza è la capacità di affrontare le sfide e le avversità con flessibilità emotiva e psicologica. I rapporti solidi e il sostegno dei compagni di squadra possono aiutare le persone a superare le difficoltà e a recuperare da situazioni stressanti o traumatiche.

Il sostegno sociale all'interno dello sport può assumere diverse forme, dalla motivazione reciproca alla condivisione di consigli e strategie per migliorare le prestazioni. Inoltre, il supporto emotivo durante i momenti difficili può essere fondamentale per la salute mentale. Sapere di poter contare sulle persone all'interno della propria comunità sportiva può fornire una rete di sicurezza emotiva, riducendo lo stress e promuovendo la resilienza.

In sintesi, questi legami contribuiscono alla resilienza psicologica, consentendo alle persone di affrontare le sfide con maggiore forza emotiva e psicologica.

"Studi e Ricerche Evidenti":

Studi e ricerche scientifiche hanno fornito prove convincenti dei benefici dello sport sulla salute mentale, e queste scoperte possono essere collegate alle basi biologiche e alle interconnessioni tra corpo e mente esaminate in precedenza. Inoltre, è interessante notare come diversi tipi di sport e livelli di intensità dell'esercizio possano avere impatti distinti sulla salute mentale degli individui.

Uno dei principali studi che ha evidenziato i benefici dello sport sulla salute mentale è stato condotto sulla relazione tra attività fisica e depressione. Questo studio ha dimostrato che l'esercizio fisico regolare può ridurre significativamente i sintomi della depressione e migliorare l'umore, dovuto alla produzione delle endorfine durante l'attività fisica. L'aumento di esse può contribuire a contrastare la depressione.

Inoltre, altri studi hanno esaminato come diversi tipi di sport possano influenzare la salute mentale in modi distinti. Ad esempio, gli sport aerobici, come la corsa o il nuoto, che coinvolgono l'attività cardiovascolare, sono stati associati a una maggiore riduzione dei sintomi di ansia e depressione rispetto a sport meno aerobici. Questo potrebbe essere dovuto al fatto che l'attività aerobica promuove una maggiore produzione di endorfine e una regolazione più efficace degli ormoni dello stress.

D'altra parte, gli sport di resistenza, come il sollevamento pesi, possono influenzare positivamente l'autostima e la fiducia in sé stessi. Questi sport spesso comportano il raggiungimento di obiettivi di forza e resistenza, il che può aumentare l'autostima e la percezione di sé come individui in grado di superare sfide fisiche e mentali. Questi benefici possono essere particolarmente significativi per le persone che lottano con l'autostima o con disturbi dell'umore.

L'intensità dell'esercizio è un altro fattore importante da considerare. Gli studi hanno suggerito che l'effetto positivo sulla salute mentale aumenta con l'aumentare dell'intensità dell'attività fisica. L'esercizio vigoroso può portare a una maggiore produzione di neurotrasmettitori come le endorfine, che possono avere un impatto più significativo sulla regolazione dell'umore rispetto a esercizi leggeri o moderati. Tuttavia, è importante notare che qualsiasi livello di attività fisica può offrire benefici per la salute mentale, e persino l'esercizio leggero può avere un effetto positivo.

Questi studi, sottolineano l'importanza dell'attività fisica nella promozione della salute mentale e invitano le persone a esplorare diverse forme di sport e allenamento per ottenere il massimo beneficio per la propria mente e il proprio corpo.

"Testimonianze Reali":

Le testimonianze reali di persone che hanno utilizzato lo sport come mezzo per superare sfide mentali o per mantenere la loro salute mentale confermano in modo tangibile e toccante quanto discusso nelle sezioni precedenti del capitolo e nelle informazioni del primo capitolo. Queste storie illuminano l'influenza positiva dello sport sul benessere psicologico e dimostrano come l'attività fisica possa diventare una potente risorsa per affrontare difficoltà mentali.

Molte testimonianze reali narrano di individui che hanno combattuto contro la depressione. Questa condizione mentale può rendere ogni aspetto della vita una sfida, ma molte persone hanno scoperto che l'attività fisica è stata una parte cruciale del loro percorso di recupero. Attraverso lo sport, hanno trovato una via per migliorare il loro umore e ridurre i sintomi depressivi, dimostrando come l'effetto delle endorfine durante l'esercizio possa essere una realtà concreta per chi combatte la depressione.

Inoltre, alcune testimonianze riflettono l'importanza dello sport come mezzo per costruire resilienza emotiva. L'impegno nello sport richiede disciplina, determinazione e la capacità di affrontare sconfitte occasionali. Queste esperienze possono trasferirsi nella vita quotidiana, aiutando le persone a superare sfide anche al di fuori del contesto sportivo.

Questi racconti reali confermano inoltre il legame tra sport, senso di appartenenza e supporto sociale. Questi, sono in linea con quanto discusso nelle sezioni precedenti del capitolo, che hanno evidenziato il ruolo dello sport nella regolazione emotiva, nella riduzione dello stress e nella promozione della resilienza. Le storie delle persone che hanno sperimentato direttamente questi benefici forniscono una conferma tangibile e personale dei concetti teorici esaminati.

L'attività fisica non agisce solo come mezzo per migliorare il benessere fisico, ma ha anche un impatto diretto sulla salute mentale attraverso neurotrasmettitori, ormoni e relazioni sociali.

In conclusione, le testimonianze reali di individui che hanno sfruttato lo sport come risorsa per affrontare sfide mentali o mantenere la loro salute mentale offrono una prospettiva autentica e toccante dei benefici dell'attività fisica.

CAPITOLO

3

Alimentazione e Psiche: Come ciò che mangiamo influisce sul nostro stato mentale.

Nutrienti e Neurochimica:

I nutrienti svolgono un ruolo fondamentale nella modulazione dell'umore, della funzione cognitiva e della salute cerebrale, fornendo un collegamento diretto alle basi biologiche discusse nel primo capitolo. Questo collegamento è particolarmente evidente quando si considera l'influenza dei nutrienti sulla neurochimica, ovvero sul funzionamento dei neurotrasmettitori e degli ormoni nel cervello. Tra i nutrienti che giocano un ruolo cruciale, vi sono gli acidi grassi omega-3, gli aminoacidi e le vitamine.

Gli acidi grassi omega-3, in particolare l'acido eicosapentaenoico (EPA) e l'acido docosaesaenoico (DHA), sono nutrienti chiave per la salute cerebrale. Questi acidi grassi sono componenti essenziali delle membrane cellulari del cervello e hanno dimostrato di influenzare positivamente la funzione cognitiva e l'umore. Gli omega-3 sono noti per ridurre l'infiammazione nel cervello, fornendo un ambiente più favorevole per la comunicazione tra le cellule cerebrali.

Inoltre, gli omega-3 sono stati collegati direttamente alla modulazione dei neurotrasmettitori, in particolare della serotonina e della dopamina.

Gli omega-3 possono migliorare la funzione di questi neurotrasmettitori, contribuendo a un equilibrio emotivo e a una maggiore sensazione di benessere.

Gli aminoacidi sono i mattoni fondamentali delle proteine e sono essenziali per la sintesi dei neurotrasmettitori nel cervello. Tra gli aminoacidi più rilevanti per la salute mentale vi sono il triptofano e la tirosina. Il triptofano è un precursore della serotonina, mentre la tirosina è coinvolta nella produzione di dopamina e noradrenalina. Un apporto adeguato di aminoacidi attraverso la dieta è fondamentale per garantire una produzione ottimale di questi neurotrasmettitori.

Le vitamine svolgono un ruolo importante nella salute cerebrale, in quanto sono coinvolte in molte reazioni chimiche che avvengono nel cervello. La vitamina B6, ad esempio, è necessaria per la conversione del triptofano in serotonina, mentre la vitamina B12 è coinvolta nella formazione della mielina, una sostanza che riveste le fibre nervose e facilita la trasmissione degli impulsi nervosi. Inoltre, la vitamina D è stata collegata alla salute mentale, poiché influenza il sistema immunitario e l'infiammazione, entrambi legati alla funzione cerebrale e all'umore.

L'importanza di questi nutrienti è stata dimostrata da numerose ricerche scientifiche. Ad esempio, studi hanno evidenziato una correlazione tra bassi livelli di acidi grassi omega-3 e un aumento dei sintomi depressivi. L'integrazione di omega-3 nella dieta o attraverso supplementi può avere un effetto positivo sulla salute mentale.

Inoltre, il triptofano, presente in alimenti come il salmone, le uova e il latte, è stato oggetto di studi per la sua capacità di migliorare l'umore e ridurre l'ansia. Gli aminoacidi a catena ramificata (BCAA), tra cui la leucina, l'isoleucina e la valina, possono influenzare positivamente la funzione cognitiva e l'umore attraverso la loro azione sulla sintesi proteica e sui neurotrasmettitori.

Le vitamine del gruppo B, tra cui la B6 e la B12, sono state studiate per il loro impatto sulla salute mentale. La carenza di queste vitamine può essere associata a sintomi come la depressione e la fatica mentale.

 Gli acidi grassi omega-3, gli aminoacidi e le vitamine sono nutrienti chiave che influenzano positivamente la neurochimica cerebrale, promuovendo così il benessere mentale. Un'alimentazione equilibrata che fornisce questi nutrienti è essenziale per sostenere una mente sana e una funzione cerebrale ottimale.

Digerire il Benessere:

La relazione tra il sistema digestivo e il cervello è una parte essenziale della nostra comprensione della salute mentale e del benessere generale. Questa connessione intricata viene spesso descritta come "l'asse intestino-cervello" o "gut-brain axis," ed è una delle aree di ricerca più interessanti e in rapida crescita nell'ambito della neuroscienza e della medicina. Comprendere come l'alimentazione influisce sulla salute dell'intestino e, di conseguenza, sulla psiche, è fondamentale per promuovere il benessere mentale e fisico.

Il sistema digestivo, noto anche come il tratto gastrointestinale, è una rete complessa di organi che comprende la bocca, l'esofago, lo stomaco, l'intestino tenue, l'intestino crasso e molti altri componenti. La sua funzione primaria è quella di digerire gli alimenti, assorbire i nutrienti ed eliminare i rifiuti. Tuttavia, il sistema digestivo svolge un ruolo molto più ampio di quanto si possa pensare.

Una parte fondamentale di questa relazione tra intestino e cervello è la microbiota intestinale, la comunità di batteri e altri microorganismi che vivono nell'intestino. Questi microorganismi svolgono un ruolo cruciale nella digestione, nell'assorbimento dei nutrienti e nella produzione di molecole bioattive che possono influenzare direttamente il cervello.

Uno dei modi principali in cui l'alimentazione influisce sulla salute dell'intestino è attraverso la composizione della microbiota intestinale. Uno stile alimentare ricco di fibre, frutta, verdura e cibi fermentati può promuovere la diversità e l'equilibrio, migliorando così la salute generale.

Uno degli aspetti più interessanti di questa relazione è l'effetto dei probiotici, che sono supplementi contenenti batteri benefici, sulla salute mentale. Alcuni studi hanno suggerito che l'assunzione di probiotici può influenzare positivamente l'umore e ridurre i sintomi dell'ansia e della depressione. Questi effetti possono essere dovuti alla capacità dei probiotici di influenzare la produzione di neurotrasmettitori nel cervello e di ridurre l'infiammazione sistemica.

L'asse intestino-cervello è strettamente legato agli effetti benefici dello sport.

L'esercizio fisico può anche ridurre l'infiammazione sistemica, che può avere effetti negativi sulla funzione cerebrale.

L'attività fisica può contribuire a migliorare la motilità intestinale, riducendo il rischio di problemi digestivi come la sindrome dell'intestino irritabile (IBS). Poiché l'IBS è spesso associato a sintomi di ansia e depressione, la gestione della salute intestinale attraverso l'attività fisica può avere un impatto positivo sulla salute mentale; quindi il legame tra sistema digestivo e cervello è un aspetto fondamentale della nostra salute generale e del benessere mentale. Comprendere come l'alimentazione influisce sulla salute dell'intestino e sull'asse intestino-cervello è essenziale per promuovere una mente e un corpo sani. Continuare a esplorare questa relazione complessa è fondamentale per migliorare la nostra comprensione della salute mentale e per sviluppare strategie efficaci per il benessere a lungo termine.

Energia e Performance Mentale:

Il collegamento tra alimentazione, sport, e prestazione mentale è un aspetto cruciale del benessere complessivo. L'adeguata alimentazione non solo supporta la prestazione fisica ma ha anche un impatto diretto sulla funzione mentale. Questo legame è particolarmente importante quando si esamina l'equilibrio tra carboidrati, proteine e grassi per ottimizzare l'energia mentale.

Prima di tutto, è essenziale riconoscere che il cervello è un organo altamente energivoro. Sebbene rappresenti solo circa il 2% del peso corporeo, il cervello consuma circa il 20% dell'energia totale del corpo. Questa elevata richiesta energetica sottolinea l'importanza di un'adeguata alimentazione per garantire un apporto costante di energia mentale.

I carboidrati sono una fonte di energia vitale per il cervello e il corpo. Il glucosio, è il principale combustibile per il cervello. Quando l'apporto di carboidrati è insufficiente, il cervello può sperimentare fatica mentale, difficoltà di concentrazione e una riduzione delle capacità cognitive. È quindi essenziale includere carboidrati complessi, come cereali integrali, frutta e verdura, nella dieta per garantire una fornitura stabile di glucosio al cervello.

Le proteine svolgono anche un ruolo cruciale nella funzione mentale. Forniscono gli aminoacidi necessari per la sintesi dei neurotrasmettitori, che sono fondamentali per la comunicazione tra le cellule cerebrali. Includere proteine magre, come carni magre, pesce, uova e legumi, nella dieta può aiutare a mantenere un equilibrio ottimale dei neurotrasmettitori e sostenere una funzione cognitiva sana.

I grassi, in particolare gli acidi grassi omega-3, sono importanti per la salute mentale. Come discusso precedentemente, i grassi sono componenti fondamentali delle membrane cellulari del cervello. Un apporto adeguato di grassi sani, come quelli presenti in avocado, noci e olio d'oliva, sono essenziali per il mantenimento della struttura e della funzione cerebrale.

L'equilibrio tra questi tre nutrienti - carboidrati, proteine e grassi - è essenziale per ottimizzare l'energia mentale. Un pasto bilanciato che comprende tutti e tre i nutrienti può contribuire a mantenere stabili i livelli di glucosio nel sangue, evitando picchi e cali improvvisi che possono influenzare negativamente la concentrazione e la cognizione.

Un'alimentazione adeguata può anche sostenere la prestazione fisica, il che a sua volta ha effetti positivi sulla funzione mentale. L'attività fisica regolare può migliorare la circolazione sanguigna e l'apporto di ossigeno al cervello, promuovendo la concentrazione e la chiarezza mentale.

In conclusione, l'alimentazione gioca un ruolo cruciale nel supportare la prestazione mentale, lavorando in tandem con lo sport per promuovere il benessere complessivo. Mantenere una dieta equilibrata e sostenere l'attività fisica può avere effetti sinergici sulla salute mentale e fisica, creando un ciclo positivo di benessere generale.

Impatto Psicologico delle Scelte Alimentari:

Le scelte alimentari che facciamo possono avere un profondo impatto sul nostro benessere psicologico, influenzando aspetti chiave come l'autostima, l'immagine corporea e le emozioni. Questo legame tra alimentazione e salute mentale è tanto intricato quanto rilevante per la nostra comprensione del benessere complessivo. Inoltre, la cultura dello sport e dell'alimentazione, svolge un ruolo significativo nel plasmare la nostra psicologia, poiché influisce sulle nostre scelte alimentari e sul nostro senso di appartenenza.

L'autostima e l'immagine corporea sono aspetti della psicologia profondamente influenzati dalle scelte alimentari. La società moderna spesso promuove standard di bellezza irrealistici e stereotipi corporei ideali, creando pressioni significative su molti individui per adottare determinati comportamenti alimentari al fine di aderire a tali standard. Questo può portare a relazioni complesse con il cibo, che influenzano direttamente l'autostima e l'immagine corporea.

Le restrizioni alimentari estreme o comportamenti alimentari disfunzionali possono avere effetti negativi sull'autostima. Le persone che si impegnano in diete estreme o in comportamenti alimentari ossessivi possono sviluppare una percezione negativa di se stesse, poiché ritengono che il loro valore sia legato all'aspetto fisico o alla capacità di controllare l'alimentazione. Questo può sfociare in una spirale negativa di autostima, in cui l'individuo si sente costantemente inadeguato o colpevole riguardo alle sue scelte alimentari.

Inoltre, la relazione tra cibo ed emozioni è ben documentata. Molte persone utilizzano il cibo come mezzo per affrontare lo stress, l'ansia o le emozioni negative. Questo comportamento, noto come "alimentazione emotiva", può portare a un circolo vizioso in cui il cibo viene utilizzato per sopprimere le emozioni, ma alla lunga può causare ulteriori sensazioni di colpa o tristezza.

La cultura dello sport e dell'alimentazione può influenzare notevolmente queste dinamiche. In molte discipline sportive, soprattutto quelle incentrate sulla performance fisica e l'aspetto fisico, l'attenzione all'alimentazione è fondamentale. Gli atleti spesso seguono regimi dietetici rigorosi per ottimizzare la loro forma fisica e prestazione, il che può essere fonte di ispirazione ma anche di pressione per gli appassionati di sport non professionisti.

La cultura sportiva può promuovere sia scelte alimentari sane che comportamenti alimentari disfunzionali. Da un lato, la consapevolezza dell'importanza di un'alimentazione equilibrata per sostenere la prestazione fisica può ispirare le persone a fare scelte alimentari più consapevoli e salutari; dall'altro lato, la pressione per conformarsi agli standard estetici all'interno della cultura sportiva può portare a comportamenti alimentari estremi, come diete restrittive o l'abuso di integratori.

Il senso di appartenenza e il sostegno sociale nel mondo dello sport possono avere un impatto positivo sulla psicologia degli individui. Essere parte di una comunità sportiva può promuovere la condivisione di valori come la disciplina, la determinazione e il rispetto per il proprio corpo. Tuttavia, può anche comportare una certa conformità alle norme e alle aspettative della comunità, che possono influenzare le scelte alimentari e l'immagine corporea degli individui.

In conclusione, la relazione tra alimentazione e salute mentale è complessa e influenzata da una serie di fattori, tra cui le pressioni sociali, la cultura dello sport e dell'alimentazione, e le dinamiche personali. Comprendere queste dinamiche è essenziale per sviluppare un approccio equilibrato all'alimentazione e promuovere il benessere mentale e fisico.

Dieta, Sport e Resilienza:

Le abitudini alimentari degli atleti offrono un'interessante prospettiva su come una dieta equilibrata possa essere una risorsa chiave per gestire lo stress, l'ansia e la pressione, creando un legame con il concetto di resilienza. Gli atleti di alto livello sono spesso esposti a livelli significativi di pressione e sfide, sia sul campo che nella vita, e il loro approccio all'alimentazione può essere un esempio di come una "mente resiliente" possa affrontare tali sfide.

Gli atleti si sottopongono a una formazione rigorosa, che richiede un elevato livello di disciplina. Questa disciplina si estende anche alla loro alimentazione, la quale

spesso è caratterizzata da un focus sulla varietà e la qualità dei cibi consumati. Questo approccio riflette l'importanza di fornire al corpo tutti i nutrienti necessari per funzionare al meglio. Gli atleti evitano spesso cibi altamente processati e zuccheri aggiunti, poiché riconoscono l'effetto negativo che possono avere sulla loro energia e concentrazione.

Un altro aspetto chiave delle abitudini alimentari degli atleti è la pianificazione dei pasti. Programmare i pasti in anticipo consente loro di assicurarsi di ottenere un apporto nutrizionale coerente e adeguato per sostenere l'allenamento e la competizione. Questa pianificazione non riguarda solo la quantità di cibo, ma anche il momento in cui viene consumato per ottimizzare l'energia e il recupero.

Questi principi di alimentazione degli atleti possono essere visti come una forma di resilienza. La capacità di pianificare, aderire a una dieta equilibrata e gestire le scelte alimentari in modo consapevole richiede disciplina e flessibilità, due tratti chiave della resilienza. Gli atleti sono abituati a superare sfide, adattandosi alle circostanze e mantenendo il loro obiettivo finale in vista.

CAPITOLO

4

Sport e Nutrizione: Una partnership essenziale per la performance e il benessere.

Energia e Metabolismo:

L'energia e il metabolismo svolgono un ruolo centrale nell'ottimizzazione delle prestazioni atletiche e nella promozione del benessere mentale. La sinergia complessa tra apporto calorico, tipologia di nutrienti e prestazioni atletiche è fondamentale per garantire che il corpo e la mente funzionino al meglio. In questo capitolo evidenzieremo come una corretta alimentazione influenzi sia la capacità fisica che quella cognitiva.

L'energia è il combustibile fondamentale per qualsiasi attività fisica, che si tratti di un'attività sportiva competitiva o di una semplice sessione di allenamento. L'apporto calorico, ovvero la quantità di calorie fornite attraverso l'alimentazione, è determinante per sostenere le esigenze energetiche durante l'attività fisica. Una corretta alimentazione deve fornire il giusto equilibrio tra calorie, carboidrati, proteine e grassi per garantire la performance ottimale.

I carboidrati sono una fonte primaria di energia durante l'esercizio fisico ad alta intensità. Durante l'attività fisica, il corpo utilizza i carboidrati immagazzinati nei muscoli e nel fegato, noti come glicogeno, per produrre energia. Mantenere adeguati livelli di glicogeno muscolare è essenziale per evitare la fatica precoce e per sostenere prestazioni di alto livello.

Le proteine svolgono un ruolo fondamentale nella riparazione e nella crescita muscolare, ma anche nell'ottimizzazione delle prestazioni. L'apporto di proteine adeguato aiuta a mantenere la massa muscolare e a riparare i danni muscolari causati dall'attività fisica. Per gli atleti, è importante assicurare un apporto proteico sufficiente per sostenere la crescita muscolare e la forza.

I grassi forniscono una fonte di energia più lenta ma più duratura rispetto ai carboidrati. Durante l'esercizio di lunga durata o a bassa intensità, il corpo utilizza i grassi immagazzinati come riserva energetica. Una dieta equilibrata dovrebbe includere una quantità adeguata di grassi sani, come quelli presenti in noci, semi e olio d'oliva, per sostenere l'energia a lungo termine.

Oltre all'apporto calorico e alla tipologia di nutrienti, la corretta idratazione gioca un ruolo fondamentale nelle prestazioni atletiche. La disidratazione può portare a una riduzione delle capacità fisiche e cognitive, influenzando negativamente la concentrazione, la coordinazione e la resistenza. Mantenere un adeguato equilibrio di liquidi è essenziale per prestazioni ottimali.

La relazione tra apporto calorico, nutrienti e prestazioni atletiche è strettamente legata al benessere mentale. Una dieta equilibrata fornisce non solo l'energia fisica necessaria per sostenere l'attività sportiva, ma anche quella mentale. Gli studi hanno dimostrato che il glucosio, derivato dai carboidrati, è cruciale per la funzione cognitiva, compresa la memoria e l'attenzione.

Inoltre, una corretta alimentazione contribuisce a mantenere stabili i livelli di zucchero nel sangue, evitando picchi e cali improvvisi che possono influenzare negativamente l'umore e la concentrazione.

In sintesi, l'energia e il metabolismo sono elementi fondamentali per le prestazioni atletiche e la salute mentale. L'apporto calorico, la tipologia di nutrienti e l'idratazione adeguata sono componenti chiave per sostenere sia la capacità fisica che quella cognitiva. Una dieta equilibrata non solo alimenta il corpo ma anche la mente, contribuendo al benessere complessivo e all'ottimizzazione delle prestazioni sia sul campo che nella vita quotidiana.

Recupero Post-allenamento e Alimentazione:

Il recupero post-allenamento è una fase critica per gli atleti e per chiunque pratichi attività fisica regolarmente. È durante questa fase che il corpo si ripara, si rigenera e si prepara per le future sfide. L'alimentazione gioca un ruolo fondamentale nell'ottimizzazione del recupero, fornendo i nutrienti necessari per supportare questo processo. In questo capitolo, esploreremo l'importanza delle proteine, degli elettroliti e di altri nutrienti chiave per un recupero ottimale, riflettendo anche su come un buon recupero fisico possa sostenere un recupero mentale.

Le proteine svolgono un ruolo cruciale nel recupero muscolare. Durante l'esercizio fisico, i muscoli subiscono microlesioni, e il consumo di proteine aiuta a riparare e rafforzare questi tessuti. Le proteine forniscono gli aminoacidi necessari per sintetizzare nuove proteine muscolari e promuovere la crescita e il recupero; inoltre contribuiscono a una sensazione di sazietà, che può aiutare a regolare l'apporto calorico complessivo.

Gli elettroliti, come il sodio, il potassio e il magnesio, sono essenziali per mantenere l'equilibrio dei fluidi e sostenere la contrazione muscolare. Durante l'attività fisica, si può perdere una quantità significativa di elettroliti attraverso il sudore. La loro reintegrazione è fondamentale per evitare crampi muscolari, stanchezza e scompensi idroelettrolitici. Le bevande sportive e gli integratori elettrolitici sono spesso utilizzati per aiutare a ristabilire questi importanti nutrienti.

Inoltre, i carboidrati svolgono un ruolo significativo nel recupero. Durante l'esercizio fisico, le riserve di glicogeno nei muscoli e nel fegato vengono esaurite, quindi un adeguato apporto di carboidrati dopo l'allenamento aiuta a prevenire la fatica e a favorire un recupero più rapido.

Il ruolo del recupero fisico va oltre il semplice ripristino delle riserve di energia e la riparazione dei tessuti muscolari. È strettamente collegato al recupero mentale, alla resilienza e alla gestione dello stress. Un recupero efficace aiuta a ridurre il rischio di sovrallenamento e di infortuni, mantenendo il corpo e la mente in uno stato ottimale.

Il corpo e la mente sono interconnessi, e il recupero fisico ha un impatto diretto sulla salute mentale. Un buon recupero fisico riduce la sensazione di affaticamento, migliora l'umore e promuove una maggiore chiarezza mentale. Questi benefici contribuiscono alla resilienza mentale, consentendo alle persone di affrontare lo stress e le sfide quotidiane in modo più efficace.

Inoltre, il recupero fisico e mentale è essenziale per prevenire il cosiddetto "burnout" o esaurimento. L'esercizio fisico e lo stress possono accumularsi nel tempo, portando a un esaurimento delle risorse fisiche e mentali. Una corretta alimentazione e un recupero adeguato aiutano a mantenere un equilibrio sano tra stress e riposo, sostenendo la resilienza e la capacità di far fronte alle sfide.

Prevenzione delle Lesioni e Salute dell'Apparato Muscolo-Scheletrico:

La prevenzione delle lesioni e la salute dell'apparato muscolo-scheletrico sono aspetti critici per gli atleti e per chiunque pratichi attività fisica regolarmente; di seguito esploreremo come una corretta alimentazione contribuisca a ridurre il rischio di lesioni.

La salute dell'apparato muscolo-scheletrico è fondamentale per qualsiasi persona impegnata in attività fisiche, dal fitness all'atletica professionistica. Una dieta ricca di calcio, vitamina D e altri nutrienti essenziali contribuisce a mantenere ossa e articolazioni forti. Il calcio è particolarmente importante per la densità ossea, mentre la vitamina D aiuta il corpo a assorbire il calcio in modo efficace.

Le proteine svolgono un ruolo chiave nella costruzione e nella riparazione dei tessuti muscolari e delle articolazioni. Gli aminoacidi forniti dalle proteine sono essenziali per mantenere la massa muscolare e per garantire che i muscoli siano pronti a sostenere lo stress dell'attività fisica. Un adeguato apporto proteico è cruciale per prevenire infortuni muscolari e articolari.

Oltre ai nutrienti specifici, una dieta equilibrata contribuisce a mantenere un peso corporeo sano, riducendo il carico sulle articolazioni e prevenendo lo stress eccessivo su di esse. L'eccesso di peso può aumentare il rischio di lesioni muscolari e articolari, quindi mantenerlo sotto controllo è un passo importante per la prevenzione.

La dieta svolge anche un ruolo nella riduzione dell'infiammazione nel corpo. L'infiammazione cronica può aumentare il rischio di lesioni, in quanto può indebolire i tessuti muscolari e articolari. Gli alimenti ricchi di antiossidanti, come frutta, verdura e alimenti integrali, possono contribuire a ridurre l'infiammazione e a mantenere il corpo in uno stato di salute ottimale.

Il collegamento tra prevenzione delle lesioni e benessere psicologico è evidente. Le lesioni possono portare a pause forzate nell'attività fisica, il che può influire negativamente sulla motivazione e sulla salute mentale degli atleti. La perdita della capacità di partecipare allo sport o all'attività fisica amata può causare frustrazione, depressione e senso di perdita. Pertanto, prevenire lesioni è non solo cruciale per la salute fisica ma anche per il benessere mentale.

Inoltre, evitare lesioni contribuisce a mantenere alta la motivazione nell'allenamento e nello sport, che possono essere scoraggianti e interrompere il progresso raggiunto con tanto impegno.

Sport, Nutrizione e Salute Mentale:

La gestione della dieta e dello stress è una parte essenziale della vita degli atleti di alto livello. Questi individui dedicano molta attenzione all'ottimizzazione della loro alimentazione per sostenere le esigenze fisiche e cognitive richieste dalla loro disciplina. In questo capitolo, riflettiamo sulle strategie dietetiche degli atleti di alto livello e su come gestiscono dieta e stress.

Gli atleti d'élite comprendono l'importanza di una dieta bilanciata e personalizzata, collaborano spesso con nutrizionisti sportivi e dietologi per sviluppare piani alimentari adatti alle loro esigenze specifiche. Questi piani tengono conto della quantità di energia richiesta dalla loro disciplina, del loro peso corporeo, del metabolismo individuale e delle esigenze di recupero. La precisione nell'alimentazione è fondamentale per ottimizzare le prestazioni e ridurre il rischio di lesioni.

Una componente chiave della gestione della dieta è l'attenzione alla qualità degli alimenti. Gli atleti si concentrano su alimenti integrali, ricchi di nutrienti essenziali, ed evitano alimenti altamente processati e ricchi di zuccheri aggiunti.

La gestione dello stress è altrettanto importante quanto l'alimentazione per gli atleti di alto livello. Lo stress può influenzare negativamente le prestazioni, sia fisiche che mentali. Gli atleti utilizzano una serie di strategie per gestire lo stress, tra cui la pratica della mindfulness, la visualizzazione, la respirazione profonda e il rilassamento muscolare. Queste tecniche aiutano a mantenere una mente calma e concentrata durante la competizione.

Inoltre, il sonno è una componente fondamentale della gestione dello stress e del recupero. Gli atleti comprendono l'importanza di una buona qualità del sonno per il benessere mentale e fisico. Il sonno di qualità contribuisce alla riparazione muscolare, alla chiarezza mentale e all'umore positivo.

La partnership ottimizzata tra nutrizione e attività fisica è cruciale per gli atleti. Questi individui riconoscono che la loro performance non riguarda solo l'allenamento fisico ma anche la nutrizione e la gestione dello stress. Mantenere un equilibrio tra questi elementi è fondamentale per il successo.

Testimonianze e Casi di Studio:

Le testimonianze e i casi di studio degli atleti rappresentano una preziosa fonte di ispirazione e dimostrano in modo tangibile come una corretta alimentazione possa influenzare positivamente le prestazioni sportive e il benessere mentale. Queste storie reali forniscono una visione completa di come nutrizione, attività fisica e mente siano intrinsecamente interconnessi.

Un caso di studio che illustra chiaramente il legame tra nutrizione e performance atletica è quello di un maratoneta professionista. Questo atleta ha dedicato anni alla perfezione della sua dieta, lavorando a stretto contatto con un nutrizionista sportivo per ottimizzare la sua alimentazione. Ha imparato a bilanciare i nutrienti chiave, tra cui carboidrati, proteine e grassi, per sostenere le lunghe distanze e il recupero rapido. Grazie a questa attenzione ai dettagli nella sua dieta, ha migliorato notevolmente i suoi tempi di maratona e ha ridotto il rischio di infortuni.

Un'altra testimonianza illuminante riguarda un giocatore di calcio professionista. Questo atleta ha sperimentato direttamente come l'alimentazione influenzi la sua energia durante una partita. Dopo aver apportato alcune modifiche alla sua dieta, inclusa l'aggiunta di carboidrati complessi e una corretta idratazione, ha notato un aumento della resistenza e della concentrazione durante il gioco. Ha anche evidenziato come una migliore alimentazione abbia contribuito a una rapida ripresa dopo gli allenamenti e le partite.

Nel contesto dell'importanza dello sport per la salute mentale, una testimonianza significativa proviene da un giovane atleta che ha lottato con l'ansia e la depressione. Attraverso la pratica regolare dello sport e una dieta equilibrata, ha sperimentato un notevole miglioramento del suo stato d'animo. L'esercizio fisico ha agito come un efficace antidepressivo naturale, aumentando la produzione di endorfine e riducendo lo stress. Inoltre, una dieta ricca di nutrienti essenziali ha sostenuto il suo cervello e il suo corpo durante il processo di guarigione.

Questi casi di studio mettono in evidenza come la corretta alimentazione sia fondamentale per gli atleti di tutti i livelli, dai professionisti agli amatori. Gli atleti che investono tempo ed energie per comprendere le esigenze specifiche del loro corpo e adottare una dieta appropriata vedono spesso miglioramenti significativi nelle loro prestazioni e nel loro benessere mentale.

Inoltre, queste testimonianze dimostrano che gli effetti positivi della corretta alimentazione non si limitano al campo sportivo ma si estendono alla vita quotidiana.

In conclusione, le testimonianze e i casi di studio degli atleti sono testimonianze concrete dei benefici di una corretta alimentazione nello sport. Questi esempi dimostrano in modo tangibile come la nutrizione, l'attività fisica e la mente siano profondamente interconnessi, offrendo una visione completa di come questi tre elementi lavorino insieme per ottimizzare le prestazioni atletiche e promuovere il benessere mentale. Le storie di successo di questi atleti sono un'ispirazione per chiunque voglia raggiungere il proprio massimo potenziale nella vita e nello sport attraverso una corretta alimentazione e un impegno costante.

CAPITOLO

5

Strategie Alimentari per l'Atleta

"Fondamenti della Nutrizione Sportiva":

I fondamenti della nutrizione sportiva costituiscono il pilastro su cui si basa il successo di ogni atleta. Comprendere le principali fonti di energia e il loro ruolo nell'attività fisica è essenziale per costruire una strategia alimentare efficace. Questo capitolo fornisce un riepilogo delle principali fonti di energia, ovvero carboidrati, proteine e grassi, e mette in evidenza come queste informazioni si collegano alle discussioni precedenti sull'energia, il metabolismo e la performance mentale.

Carboidrati: I carboidrati rappresentano la fonte primaria di energia per il corpo durante l'attività fisica. Essi vengono scomposti in glucosio, che viene utilizzato dai muscoli per generare energia. È importante per gli atleti mantenere riserve di glicogeno (la forma immagazzinata di glucosio) nei muscoli e nel fegato. I carboidrati complessi, come quelli presenti in cereali integrali, legumi e verdure, forniscono una fonte di energia a rilascio lento, ideale per attività prolungate come le maratone. I carboidrati semplici, come quelli trovati nei frutti, possono essere utili per fornire energia rapida prima o durante l'attività intensa.

Proteine: Le proteine sono fondamentali per la riparazione e la crescita muscolare, ma anche per la produzione di enzimi e ormoni coinvolti nel metabolismo energetico. Gli atleti spesso necessitano di un apporto proteico leggermente superiore rispetto alle persone sedentarie per supportare il recupero e il mantenimento della massa muscolare. Fonti di proteine magre, come carne magra, pesce, uova, e latticini a basso contenuto di grassi, sono spesso preferite dagli atleti.

Grassi: I grassi sono un'importante fonte di energia a rilascio lento e svolgono un ruolo fondamentale nell'assorbimento delle vitamine liposolubili. Gli acidi grassi essenziali, come gli omega-3 e gli omega-6, sono particolarmente importanti per la salute del cervello e la riduzione dell'infiammazione. Gli atleti dovrebbero fare attenzione a includere fonti di grassi sani nella loro dieta, come l'olio d'oliva, l'avocado, le noci e il pesce grasso.

Collegando questi concetti alle discussioni precedenti, è chiaro come l'apporto adeguato di carboidrati sia cruciale per sostenere la performance mentale durante l'attività fisica. Il glucosio è il principale combustibile per il cervello, e una carenza di carboidrati può portare a stanchezza mentale e difficoltà di concentrazione.

Le proteine, d'altra parte, sono essenziali per la produzione di neurotrasmettitori e ormoni che regolano l'umore e la motivazione. Gli aminoacidi derivati dalle proteine contribuiscono alla stabilità mentale e all'equilibrio delle emozioni.

Infine, i grassi sani svolgono un ruolo nella salute del cervello e nella gestione dello stress. Gli acidi grassi omega-3, ad esempio, sono stati associati a una migliore funzione cognitiva e a una riduzione dei sintomi di ansia e depressione.

"Tempismo Nutrizionale: Quando Mangiare"?

Il tempismo nutrizionale, ovvero il momento in cui si consumano i nutrienti, è un aspetto cruciale della nutrizione sportiva. La sincronizzazione dell'assunzione di nutrienti con l'allenamento gioca un ruolo fondamentale nell'ottimizzazione della performance e del recupero degli atleti. Questo capitolo esplorerà l'importanza del tempismo nutrizionale e fornirà consigli pratici su cosa e quando mangiare prima e dopo l'allenamento.

Prima dell'Allenamento: Il pasto o lo spuntino prima dell'allenamento svolgono un ruolo chiave nell'energia e nella prestazione. Gli atleti dovrebbero puntare a consumare una combinazione di carboidrati e proteine circa 2-3 ore prima dell'allenamento. Questo fornisce al corpo il tempo necessario per digerire e assorbire i nutrienti, fornendo energia costante durante la sessione di allenamento. Gli esempi includono una porzione di avena con yogurt e frutta, oppure un panino con proteine magre come il tacchino e verdure.

Se l'allenamento è programmato presto al mattino o poco dopo un pasto, un piccolo spuntino può essere una scelta adeguata. Questo potrebbe essere uno yogurt con miele o una banana con una manciata di noci.

Durante l'Allenamento: Per gli allenamenti prolungati, come le maratone o le gare di resistenza, è importante considerare l'apporto di carboidrati durante l'attività stessa. Bevande sportive contenenti elettroliti e carboidrati possono aiutare a mantenere i livelli di energia e a prevenire l'affaticamento. Tuttavia, per la maggior parte degli allenamenti di routine, l'idratazione è spesso più importante dell'apporto di carboidrati durante l'allenamento.

Dopo l'Allenamento: Il periodo post-allenamento è critico per il recupero e il ripristino delle riserve di glicogeno muscolare. Si consiglia di consumare una fonte di proteine e carboidrati entro 30-60 minuti dopo l'allenamento. Questo aiuta a ridurre il catabolismo muscolare e a promuovere la sintesi proteica per il recupero muscolare. Un frullato proteico con frutta o un pasto che include carne magra e riso integrale sono ottime opzioni.

Idratazione: L'idratazione è fondamentale in qualsiasi momento durante l'allenamento. Bere acqua regolarmente durante l'attività fisica aiuta a mantenere l'equilibrio elettrolitico e a prevenire la disidratazione. Per allenamenti intensi o di lunga durata, possono essere necessarie bevande sportive per ripristinare gli elettroliti persi attraverso la sudorazione.

Il collegamento tra tempismo nutrizionale e recupero post-allenamento è evidente. Consumare i nutrienti giusti al momento giusto aiuta a massimizzare il recupero muscolare, riducendo il rischio di lesioni e migliorando la performance nell'allenamento successivo. Inoltre, questa pratica supporta la stabilità mentale, consentendo agli atleti di affrontare le sfide con maggiore chiarezza e concentrazione.

Gli atleti dovrebbero considerare cosa e quando mangiare prima e dopo l'allenamento per sostenere la loro salute fisica e mentale. La pianificazione alimentare adeguata è una tattica importante per raggiungere il successo nello sport e per garantire un benessere globale.

"Idratazione e Performance":

L'idratazione è un elemento fondamentale per la performance atletica e mentale. Questo capitolo esplorerà l'importanza dell'idratazione e come essa possa influenzare sia la funzione cognitiva che l'efficienza fisica, fornendo ulteriori prove della connessione tra corpo e mente nella pratica sportiva.

Acqua ed Efficienza Fisica: L'acqua è essenziale per il funzionamento ottimale del corpo umano, soprattutto durante l'attività fisica. La disidratazione può portare a una riduzione della capacità di termoregolazione, causando un aumento della temperatura corporea e una maggiore fatica. Gli atleti che non si idratano adeguatamente durante l'allenamento o la competizione rischiano una diminuzione delle prestazioni, accompagnata da affaticamento precoce e perdita di concentrazione.

Elettroliti e Bilancio Idrico: Gli elettroliti, come il sodio, il potassio e il cloruro, svolgono un ruolo critico nell'equilibrio idrico del corpo. Durante l'attività fisica si perdono attraverso il sudore, e il loro adeguato ripristino è essenziale per prevenire la disidratazione e l'iponatriemia, una condizione pericolosa in cui i livelli di sodio nel sangue sono troppo bassi. Il sodio, in particolare, è fondamentale per il mantenimento della pressione osmotica e per la funzione dei nervi e dei muscoli.

Effetti Sulla Funzione Cognitiva: La disidratazione può avere un impatto significativo sulla funzione cognitiva. Studi scientifici hanno dimostrato che anche una leggera disidratazione può portare a una riduzione delle capacità cognitive, tra cui memoria, attenzione e tempo di reazione. Questo è particolarmente rilevante negli sport che richiedono decisioni rapide e concentrazione, come il calcio o il tennis. Gli atleti che mantengono un adeguato stato di idratazione hanno un vantaggio mentale, poiché sono in grado di prendere decisioni più rapide e di rimanere concentrati durante l'azione.

Il Collegamento con la Salute Mentale: L'idratazione non riguarda solo l'efficienza fisica ma ha un impatto diretto sulla salute mentale degli atleti. La disidratazione può causare irritabilità, stanchezza mentale e persino ansia, compromettendo la capacità degli atleti di mantenere un atteggiamento positivo e concentrarsi sulle loro prestazioni. La perdita di concentrazione dovuta alla disidratazione può influenzare negativamente le decisioni tattiche e la resilienza mentale durante le competizioni.

Gli atleti dovrebbero prestare attenzione all'idratazione prima, durante e dopo l'attività fisica per massimizzare il loro potenziale e garantire un benessere complessivo. La consapevolezza di questa connessione tra corpo e mente è un elemento essenziale per il successo nello sport e nella vita di ogni atleta.

Integratori per l'Atleta: Benefici e Cautela:

Gli integratori alimentari sono diventati una parte integrante del mondo dello sport, con atleti di tutti i livelli che cercano di migliorare le loro prestazioni e il loro benessere attraverso queste sostanze. Tuttavia, è fondamentale esaminare in modo critico i benefici, i rischi e i contesti di utilizzo degli integratori, soprattutto quando si considera il loro impatto sulla salute mentale, l'umore e la concentrazione.

Proteine in Polvere: Le proteine in polvere sono uno degli integratori più diffusi tra gli atleti, utilizzate per sostenere il recupero muscolare e la crescita. Se utilizzate correttamente, le proteine in polvere possono essere un valido strumento per raggiungere gli obiettivi di allenamento. Tuttavia, è importante notare che l'eccesso di proteine potrebbe influenzare negativamente la funzione renale e l'equilibrio dell'azoto nel corpo.

Aminoacidi Ramificati (BCAA): Gli aminoacidi ramificati sono spesso pubblicizzati come integratori che migliorano la crescita muscolare e il recupero. Inoltre, l'assunzione di BCAA può influenzare il livello di alcuni neurotrasmettitori, come il triptofano e la serotonina, che sono legati all'umore e alla concentrazione. Un uso improprio o eccessivo potrebbe potenzialmente alterare la salute mentale.

Caffeina: La caffeina è un potente stimolante del sistema nervoso centrale e viene spesso utilizzata dagli atleti per migliorare la concentrazione e l'energia durante gli allenamenti. Tuttavia, l'assunzione eccessiva di caffeina può portare a sintomi come ansia, irrequietezza e disturbi del sonno, che possono influenzare negativamente la salute mentale e il benessere psicologico.

Creatina: La creatina è un integratore ben studiato e utilizzato per aumentare la forza e la potenza muscolare. Non sembra avere effetti diretti sulla salute mentale o sull'umore quando utilizzata secondo le dosi raccomandate. Tuttavia, è importante mantenere un equilibrio nell'assunzione per evitare effetti collaterali come la disidratazione.

Omega-3: Gli acidi grassi omega-3, spesso ottenuti da oli di pesce o integratori vegetali come l'olio di semi di lino, sono noti per il loro ruolo nella salute cerebrale. Possono svolgere un ruolo nella regolazione dell'umore e potrebbero essere utili per gli atleti che cercano di mantenere la stabilità mentale durante periodi di addestramento intensivo o competizioni.

In conclusione, gli integratori alimentari possono avere un impatto significativo sulla performance e sul benessere degli atleti. Tuttavia, è essenziale esaminare attentamente i benefici e i rischi associati a ciascun integratore e considerare il loro impatto sulla salute mentale, l'umore e la concentrazione. Gli atleti dovrebbero cercare consulenza da professionisti della nutrizione o del settore medico prima di utilizzare qualsiasi integratore, in modo da fare scelte informate che supportino la loro salute fisica e mentale. La conoscenza approfondita degli integratori alimentari è un elemento chiave per il successo negli sport e nella vita di ogni atleta.

CAPITOLO

6

Mindfulness nell'Atletica

Cos'è la Mindfulness e perché è rilevante per l'Atleta

La mindfulness, un termine originario delle tradizioni spirituali orientali, ha profonde radici storiche e culturali nel Buddhismo. Questa pratica è stata adattata in Occidente e si è evoluta come un approccio che enfatizza l'attenzione, la presenza mentale e la consapevolezza del momento presente. Questi principi fondamentali si intrecciano in modo significativo con la performance mentale e fisica degli atleti, costituendo un elemento cruciale nella loro preparazione e successo nello sport.

La mindfulness trova le sue origini nei precetti del Buddhismo, dove è insegnata come mezzo per sviluppare la consapevolezza e la saggezza. Questo approccio incoraggia gli individui a rimanere completamente presenti nel momento attuale, a osservare i pensieri e le emozioni senza giudizio e ad accettarli con gentilezza e senza reazione.

Questa pratica è diventata una parte essenziale della preparazione mentale degli atleti. La capacità di rimanere presenti e concentrati è cruciale durante allenamenti intensi e competizioni ad alto livello. Attraverso la pratica della mindfulness, gli atleti apprendono a gestire il flusso incessante di pensieri e a mantenere un focus stabile sulla loro attività, migliorando la concentrazione, la presa di decisioni e la resistenza mentale.

La mindfulness non riguarda solo la performance mentale, ma ha anche un impatto diretto sulla performance fisica. Gli atleti che la praticano spesso sperimentano una maggiore consapevolezza del proprio corpo, compresi i segnali di tensione muscolare e fatica. Questa consapevolezza può consentire agli atleti di regolare meglio la loro energia, migliorando l'efficienza nel movimento e riducendo il rischio di infortuni.

Essa può aiutare gli atleti a sviluppare una relazione più consapevole con il cibo, migliorando le scelte alimentari e la gestione dello stress. Inoltre, questa pratica può contribuire alla resilienza mentale, aiutando gli atleti a superare le sfide psicologiche legate allo sport.

I suoi principi base, che enfatizzano l'attenzione, la presenza mentale e la consapevolezza, si intrecciano in modo cruciale con la performance mentale e fisica degli atleti, migliorando la concentrazione, la gestione dello stress e la performance complessiva. Questa connessione tra mindfulness e performance sportiva completa efficacemente il quadro generale della preparazione atletica, offrendo un vantaggio significativo agli atleti che cercano di raggiungere il loro massimo potenziale.

Tecniche di Mindfulness specifiche per l'Atletica:

Le tecniche di mindfulness specifiche per l'atletica sono strumenti preziosi che consentono agli sportivi di integrare la pratica della consapevolezza nel loro allenamento e nella loro preparazione mentale. Queste tecniche offrono una connessione diretta tra la mindfulness e il mondo dello sport, contribuendo al miglioramento della performance fisica e mentale degli atleti, mentre promuovono anche scelte alimentari più consapevoli e attente.

Meditazione Camminata: Una delle pratiche di mindfulness più accessibili e utilizzate dagli atleti è la meditazione camminata. Durante questa pratica, gli atleti camminano in modo deliberato e consapevole, concentrandosi sulle sensazioni fisiche dei loro passi, sulla respirazione e sull'ambiente circostante. Questo esercizio aiuta a sviluppare la consapevolezza corporea, migliorando la coordinazione e l'equilibrio. Inoltre, la meditazione camminata può essere utilizzata come un momento di rilassamento durante la preparazione pre-gara o il recupero post-allenamento.

Consapevolezza del Respiro durante l'Allenamento: La pratica della consapevolezza del respiro può essere integrata direttamente nell'allenamento. Gli atleti possono concentrarsi sulla loro respirazione, osservando l'espansione e la contrazione dei polmoni durante l'attività fisica. Questo aiuta a mantenere una presenza mentale nel momento presente, riducendo l'ansia da prestazione e migliorando la concentrazione. Inoltre, una respirazione consapevole può contribuire al controllo dell'intensità dell'allenamento e alla gestione dello sforzo fisico.

Collegamento con le Strategie Alimentari: Le tecniche di mindfulness specifiche per l'atletica si collegano in modo significativo alle strategie alimentari. La pratica della consapevolezza può aiutare gli atleti a sviluppare una relazione più profonda con il cibo. Durante i pasti, gli atleti possono applicare la mindfulness, concentrandosi completamente sulle sensazioni di gusto, texture e soddisfazione. Questo approccio può aiutare a evitare il sovra-alimentarsi o il mangiare emotivo, favorendo scelte nutrizionali più informate e attente.

L'integrazione di queste tecniche di mindfulness nell'attività fisica degli atleti è un passo importante verso una preparazione completa e una migliore performance complessiva. Non solo queste pratiche promuovono una presenza mentale migliorando la concentrazione e la gestione dello stress durante l'allenamento e le competizioni, ma anche supportano una relazione più sana con il cibo e le scelte alimentari. In questo modo, la mindfulness diventa un elemento chiave nel toolkit degli atleti per raggiungere il loro massimo potenziale sia nella performance fisica che nella salute mentale.

La Mindfulness e la Gestione dello Stress dell'Atleta:

La mindfulness si è dimostrata essere un'importante risorsa per gli atleti nella gestione dello stress, in particolare quando si tratta di affrontare la pressione delle competizioni, la paura dell'insuccesso e altri fattori di stress psicologici.

La Pressione delle Competizioni e la Paura dell'Insuccesso: Gli atleti di tutti i livelli spesso si trovano ad affrontare pressioni intense durante le competizioni. La paura di deludere se stessi, gli allenatori, i compagni di squadra o gli appassionati può generare uno stress significativo. La mindfulness offre agli atleti uno spazio per osservare queste emozioni senza giudizio, permettendo loro di sviluppare una maggiore consapevolezza delle loro reazioni emotive e dei pensieri negativi associati al fallimento.

La Pratica della Meditazione: La meditazione mindfulness è una pratica chiave per affrontare lo stress. Gli atleti possono dedicare del tempo ogni giorno alla meditazione, consentendo loro di allenare la mente a rimanere calma e concentrata anche sotto pressione. Questo può aiutare a ridurre l'ansia da prestazione e a migliorare la capacità di prendere decisioni lucide durante le competizioni.

Consapevolezza dell'Adrenalina: Durante eventi sportivi ad alta intensità, il corpo produce adrenalina in risposta allo stress. La mindfulness può aiutare gli atleti a diventare consapevoli di queste reazioni fisiche, evitando che l'adrenalina li sopraffaccia. Questo consente loro di gestire meglio lo stress fisico e mentale, mantenendo una mente calma e reattiva.

Benefici della Mindfulness sulla Salute Fisica:

La meditazione non è solo benefica per la salute mentale, ma ha anche dimostrato di avere effetti positivi sulla salute fisica. Questo capitolo esplorerà come la mindfulness possa influenzare positivamente l'infiammazione, la risposta al dolore, la qualità del sonno e altre metriche fisiche.

Gestione dell'Infiammazione: La pratica della mindfulness è stata associata a una riduzione dell'infiammazione nel corpo. L'infiammazione cronica è stata collegata a una serie di disturbi fisici, tra cui malattie cardiache, diabete e malattie autoimmuni. Questa pratica sembra avere un effetto calmante sul sistema immunitario, contribuendo a ridurre l'infiammazione.

Risposta al Dolore: Gli atleti spesso sperimentano dolore dovuto all'allenamento intenso o agli infortuni. La mindfulness può essere utilizzata come uno strumento per gestire il dolore in modo più efficace. Gli individui che la praticano imparano a osservare il dolore senza giudizio, riducendo la percezione del disagio. Questo può consentire agli atleti di continuare a impegnarsi nell'allenamento o nella riabilitazione in modo più produttivo.

Qualità del Sonno: La mindfulness è anche collegata a una migliore qualità del sonno. Gli atleti hanno bisogno di un riposo adeguato per il recupero fisico e mentale. Essa può aiutare a ridurre l'insonnia e le difficoltà di sonno, consentendo agli atleti di ottenere il riposo di cui hanno bisogno per la performance ottimale.

Una mente consapevole è più attenta ai segnali del corpo, ai limiti fisici e alle necessità fisiologiche. Questo può favorire comportamenti più sani, come il riconoscimento precoce dei segnali di sovraffaticamento, la corretta idratazione e una dieta equilibrata, che sono tutti elementi chiave per il mantenimento della salute fisica degli atleti.

Case Studies: Atleti e Mindfulness in Azione:

Le testimonianze di atleti che hanno abbracciato la mindfulness nella loro preparazione e competizione offrono una visione approfondita e tangibile degli effetti positivi di questa pratica sulla performance sportiva e sul benessere generale. Esaminiamo con più dettaglio alcune di queste storie ispiratrici.

Sara, la Maratoneta Consapevole: Sara, una maratoneta appassionata, si è ritrovata ad affrontare il suo primo grande evento sportivo con crescente ansia da prestazione. Le pressioni di completare la gara e ottenere buoni risultati stavano minando la sua fiducia e la sua tranquillità interiore. Tuttavia, dopo aver intrapreso la pratica della mindfulness, Sara ha sperimentato una trasformazione notevole nel suo approccio alle gare. Durante l'allenamento e le competizioni, ha imparato a focalizzarsi esclusivamente sul momento presente, lasciando andare le preoccupazioni sul futuro e le paure del passato. Questo nuovo approccio le ha permesso di correre in modo più rilassato, gestendo meglio la fatica e migliorando in modo significativo le sue prestazioni.

Marco e la Resilienza nel Basket: Marco, un talentuoso giocatore di basket, ha dovuto affrontare una serie di infortuni gravi che hanno messo a dura prova la sua resilienza mentale. Sentendosi scoraggiato e incerto sul suo futuro nello sport, Marco ha deciso di adottare la mindfulness come strumento per gestire lo stress e la frustrazione. Attraverso la pratica costante, Marco è riuscito a riconoscere i segnali di dolore e tensione nel suo corpo, consentendogli di monitorare il processo di recupero e prevenire ulteriori lesioni. Questa pratica ha anche aiutato Marco a sviluppare una mentalità più resiliente, permettendogli di tornare in campo con una fiducia rinnovata e una determinazione inalterata.

Elena e il Sonno nel Triathlon: Elena, una triatleta dedicata, stava affrontando seri problemi di sonno che stavano influenzando negativamente la sua performance. Dopo aver introdotto la mindfulness nella sua routine notturna, ha sperimentato un miglioramento significativo nella qualità del sonno. La pratica della consapevolezza prima di coricarsi le ha permesso di rilassarsi più facilmente e di affrontare il sonno in modo più profondo. Questo ha contribuito in modo notevole al suo livello di energia e al suo recupero, consentendole di allenarsi in modo più efficace durante il giorno.

Queste storie incarnano l'efficacia della mindfulness nell'ambito sportivo, dimostrando come questa pratica possa influenzare positivamente la performance, la resilienza mentale e il benessere generale degli atleti. Questi esempi concreti evidenziano il legame tra mente, corpo, alimentazione e sport, enfatizzando come l'approccio olistico possa portare a risultati straordinari per gli atleti di tutti i livelli. La mindfulness, in questo contesto, emerge come una risorsa preziosa per coloro che cercano di eccellere nel loro sport e nella loro vita.

CAPITOLO

7

Recupero e Resilienza: La chiave per un equilibrio tra attività fisica e mentale.

L'importanza del Recupero nel Ciclo di Allenamento:

Il recupero svolge un ruolo fondamentale nel ciclo di allenamento degli atleti, influenzando direttamente la loro capacità di esibire prestazioni ottimali e di mantenere un corpo sano e resiliente. In questo capitolo, introdurremo i diversi tipi di recupero, come il recupero attivo, passivo e il sonno, e discuteremo della loro rilevanza nell'ottimizzazione delle prestazioni atletiche.

Recupero Attivo e Passivo: Il recupero attivo coinvolge l'utilizzo di tecniche specifiche, come il raffreddamento dopo l'allenamento, il massaggio o il lavoro di mobilità, per facilitare il recupero fisico. D'altra parte, il recupero passivo comprende il riposo completo, durante il quale il corpo ha l'opportunità di recuperare senza alcuna attività fisica. Entrambi questi approcci sono cruciali per garantire che il corpo possa riprendersi dagli sforzi dell'allenamento, riparando i tessuti muscolari e ripristinando l'energia.

Sonno e Recupero: Il sonno è uno degli aspetti più critici del recupero. Durante il sonno, il corpo entra in uno stato di riparazione e ripristino profondo. È durante questa fase che i muscoli crescono, il sistema immunitario è attivo e il cervello elabora le informazioni del giorno precedente. La privazione del sonno può avere effetti devastanti sulla performance sportiva e sulla salute generale.

Consapevolezza e Riconoscimento dei Segnali del Corpo: La mindfulness può essere un alleato prezioso nella gestione del recupero. Gli atleti che praticano la consapevolezza sviluppano una maggiore attenzione ai segnali del proprio corpo. Riconoscere la stanchezza, la tensione muscolare o i segnali di affaticamento diventa più facile con la pratica costante della mindfulness. Questa consapevolezza aiuta gli atleti a prendere decisioni informate sul tipo di recupero di cui hanno bisogno in un determinato momento. Ad esempio, possono scegliere di dedicare più tempo al recupero attivo quando si sentono stanchi o di concedersi un adeguato riposo passivo quando il corpo lo richiede.

In conclusione, il recupero è una parte cruciale del ciclo di allenamento degli atleti. Comprendere i diversi tipi di recupero e la loro rilevanza è essenziale per ottimizzare le prestazioni e preservare la salute fisica. La mindfulness si inserisce in questo contesto come uno strumento efficace per sviluppare la consapevolezza dei segnali del corpo e delle necessità di recupero. Gli atleti che integrano la mindfulness nella loro routine possono diventare più attenti alle esigenze del loro corpo e, di conseguenza, migliorare la gestione del recupero, contribuendo a mantenere un equilibrio sano tra l'attività fisica intensa e il benessere generale.

La Resilienza come Abilità Psicologica e Fisica:

La resilienza è un'abilità fondamentale che riguarda sia la sfera mentale che quella fisica, ed è cruciale per affrontare sfide e difficoltà in modo efficace. In questa sezione, esploreremo il concetto di resilienza, come può essere coltivato a livello mentale e fisico.

La resilienza è la capacità di affrontare le avversità, le sfide e lo stress in modo positivo e adattivo. Si tratta di un insieme di competenze che consentono di recuperare da situazioni difficili, adattarsi al cambiamento e continuare a crescere. La resilienza non è solo una caratteristica intrinseca, ma anche un'abilità che può essere sviluppata e rafforzata nel tempo.

Resilienza Fisica: A livello fisico, la resilienza si riferisce alla capacità del corpo di recuperare da sforzi intensi, allenamenti rigorosi e infortuni. Una dieta adeguata svolge un ruolo significativo nella costruzione della resilienza fisica. Gli atleti che seguono una dieta bilanciata, ricca di nutrienti essenziali, favoriscono una rapida riparazione dei tessuti muscolari, una migliore gestione dell'energia e una riduzione del rischio di infortuni. L'assunzione di proteine, vitamine e minerali, come il calcio e la vitamina D, sono fondamentali per il mantenimento della salute muscolare e ossea.

Resilienza Mentale: A livello mentale, la resilienza coinvolge la capacità di affrontare lo stress, le pressioni e le delusioni con una mentalità positiva e la determinazione di superare gli ostacoli .Gli atleti che praticano la consapevolezza sviluppano una maggiore resistenza allo stress, una migliore gestione delle emozioni e una maggiore capacità di adattamento. La consapevolezza li aiuta a reagire in modo meno reattivo alle situazioni stressanti, adottando invece una prospettiva più equilibrata e resiliente.

Collegamento con le Strategie Alimentari e la Mindfulness: Le strategie alimentari e la mindfulness possono essere considerate come pilastri di supporto per la costruzione della resilienza complessiva di un atleta. Una dieta equilibrata fornisce al corpo gli strumenti necessari per recuperare e sostenere l'energia, contribuendo così alla resilienza fisica.

In sintesi, la resilienza è una qualità cruciale per gli atleti che desiderano affrontare con successo gli ostacoli e mantenere una salute equilibrata, sia a livello fisico che mentale. La dieta e la mindfulness giocano un ruolo significativo nel coltivare questa abilità, costruendo una base solida per affrontare le sfide con determinazione e fiducia. Gli atleti che investono nel potenziamento della loro resilienza godono di un vantaggio prezioso nell'affrontare le pressioni competitive e nel perseguire il successo nello sport e nella vita.

Tecniche e Strumenti per un Recupero Efficace:

Nel percorso di un atleta, il recupero efficace è cruciale per mantenere un corpo sano e performante e una mente resiliente. In questa sezione, esploreremo diverse tecniche e strumenti per il recupero fisico e mentale, che variano da metodi tradizionali a quelli più moderni, come lo stretching, i bagni freddi, lo yoga e la meditazione.

Stretching: Lo stretching è una pratica comune e ben nota che mira ad aumentare la flessibilità muscolare e a ridurre la tensione. Eseguire routine di stretching prima o dopo l'allenamento può contribuire a prevenire lesioni, migliorare la mobilità articolare e accelerare il recupero muscolare. La mindfulness può essere integrata in queste sessioni, aiutando gli atleti a concentrarsi sulle sensazioni del proprio corpo durante lo stretching, migliorando così la connessione mente-corpo.

Bagni Freddi: I bagni freddi o le docce fredde sono utilizzati per ridurre l'infiammazione e alleviare la tensione muscolare. Questa pratica è particolarmente benefica dopo allenamenti intensi o competizioni. Integrare la mindfulness in questo processo può aiutare gli atleti a vivere in modo più consapevole l'esperienza del bagno freddo, accettando le sensazioni di freddo e tensione con calma e accettazione.

Yoga: Lo yoga è una disciplina che combina movimenti, respirazione e meditazione per migliorare la forza, la flessibilità e la stabilità. È noto anche per i suoi benefici sulla salute mentale, poiché promuove la tranquillità e la consapevolezza. Integrare la mindfulness nelle sessioni di yoga consente agli atleti di concentrarsi migliorando la connessione tra mente e corpo e favorendo una maggiore stabilità emotiva.

Meditazione: La meditazione è una pratica di consapevolezza che può contribuire significativamente al recupero mentale. Attraverso la meditazione, gli atleti possono rilassarsi profondamente, liberare lo stress accumulato e migliorare la chiarezza mentale. Questa pratica può essere utilizzata non solo come parte del recupero post-allenamento, ma anche come strumento per prepararsi mentalmente prima di competizioni importanti.

La mindfulness può essere integrata in ciascuna di queste tecniche e strumenti per il recupero. Aiuta gli atleti a entrare in uno stato di consapevolezza profonda durante lo stretching, i bagni freddi, lo yoga e la meditazione. Questo livello di consapevolezza permette agli atleti di sperimentare queste pratiche in modo più profondo ed efficace, ottenendo così un recupero più completo e migliorando la loro resilienza mentale.

"La Gestione dei Periodi di Riposo e il Ruolo dell'Alimentazione":

La gestione dei periodi di riposo è una parte essenziale del programma di allenamento di qualsiasi atleta. Questi periodi, che possono includere pause durante l'allenamento o giorni di riposo pianificati, consentono al corpo di recuperare e di adattarsi agli sforzi dell'attività fisica intensa. In questa sezione, esploreremo l'importanza dei periodi di riposo e come l'alimentazione svolga un ruolo cruciale in questi momenti di recupero.

I Periodi di Riposo Come Fondamentali: I periodi di riposo sono un elemento fondamentale della programmazione dell'allenamento. Durante l'attività fisica intensa, il corpo subisce stress muscolare e metabolico. I periodi di riposo consentono al corpo di recuperare da questi stress, ridurre l'infiammazione e riparare i tessuti muscolari danneggiati. Senza un adeguato recupero, gli atleti possono sperimentare stanchezza cronica, sovrallenamento e un aumento del rischio di lesioni.

L'Importanza dell'Alimentazione nei Periodi di Riposo: L'alimentazione riveste un ruolo cruciale nei periodi di riposo. Durante questi momenti, il corpo ha bisogno di nutrienti specifici per supportare il processo di recupero. Le proteine sono particolarmente importanti, poiché forniscono gli aminoacidi necessari per la riparazione e la crescita muscolare. Gli alimenti ricchi di antiossidanti, come frutta e verdura, possono aiutare a combattere l'infiammazione e a ridurre il rischio di danni muscolari.

Questo concetto si collega direttamente con le strategie alimentari per l'atleta. Durante i periodi di riposo, l'attenzione all'alimentazione diventa ancora più importante.

Recupero e Performance Futura: L'attenzione all'alimentazione durante i periodi di riposo ha un impatto diretto sulla performance futura. Un adeguato recupero significa che gli atleti possono tornare agli allenamenti successivi con forza e vitalità rinnovate. Inoltre, una corretta alimentazione durante i periodi di riposo contribuisce a mantenere un equilibrio energetico sano, evitando sovrallenamenti e problemi di salute correlati.

"Mente e Corpo: La Connessione nel Recupero e Resilienza":

Durante il nostro percorso attraverso questo capitolo, abbiamo analizzato approfonditamente l'importanza del recupero e della resilienza per gli atleti, nonché la profonda connessione tra mente e corpo in questo contesto. Abbiamo compreso che il recupero non riguarda solo il corpo, ma coinvolge anche la mente, e viceversa.

Abbiamo esaminato come una corretta alimentazione, l'attività fisica, la mindfulness e altre pratiche possano contribuire a migliorare il recupero e a promuovere la resilienza. Queste strategie non operano in isolamento, ma sono interconnesse tra loro, quindi abbiamo sottolineato l'importanza di considerare la mente e il corpo come un sistema integrato, dove ogni aspetto influisce sull'altro.

Inoltre, abbiamo discusso come una visione olistica del recupero possa portare a benefici significativi. Non si tratta semplicemente di seguire un piano di allenamento o una dieta specifica, ma piuttosto di adottare un approccio che abbracci tutti gli aspetti della vita di un atleta. Questo approccio completo mira a massimizzare il recupero, migliorare le performance e costruire una mente resiliente.

Infine, abbiamo presentato testimonianze e casi di studio di atleti che hanno applicato con successo queste strategie nella loro pratica sportiva. Questi esempi concreti dimostrano come la connessione tra mente e corpo, alimentazione e sport, possa portare a risultati tangibili e migliorare la vita di chiunque desideri migliorare la propria performance e il proprio benessere complessivo; quindi il recupero e la resilienza sono elementi chiave per gli atleti di ogni livello. Un approccio olistico e consapevole al recupero può avere un impatto profondo e duraturo sulla vita degli atleti, preparandoli per sfide future e migliorando la loro qualità di vita in generale.

CAPITOLO

8

"Casistiche di Successo:
Storie di individui che hanno trasformato la loro vita grazie allo sport e alla giusta alimentazione."

"La Rinascita di un Ex-Atleta"

La storia straordinaria di un ex-atleta professionista, di cui rispettiamo l'anonimato, rappresenta un esempio eloquente di come la resilienza e la rinascita siano possibili anche nelle circostanze più difficili. Questo atleta, il cui nome non sarà rivelato, ha vissuto un'esperienza travagliata che lo ha portato dallo zenith della sua carriera sportiva al baratro della depressione e dell'isolamento. Tuttavia, grazie alle pratiche di mindfulness discusse nei capitoli precedenti e a un'attenta considerazione dell'alimentazione, ha trovato la forza per ritrovare equilibrio e passione nello sport, anche a livello amatoriale.

Iniziamo questa storia con l'ascesa impressionante dell'atleta nel mondo dello sport. Come lui stesso racconta: "Ero un professionista di successo, ammirato per le mie abilità e la dedizione al gioco. Ma la mia vita ha preso una piega improvvisa quando ho subito una grave lesione che ha messo fine alla mia carriera". Questo evento traumatico è stato il punto di partenza per una profonda crisi, in cui ha sperimentato una sensazione di perdita di identità e scopo.

La lesione ha portato con sé non solo dolore fisico, ma anche un intenso dolore emotivo. L'atleta racconta: "Mi sono trovato a lottare contro la depressione, un nemico che sembrava invincibile. Mi sono ritirato dal mondo esterno, isolandomi e ritirandomi in me stesso". La sensazione di abbandono e la mancanza di una direzione chiara nella vita lo hanno avvolto come una pesante coltre, ed stato proprio in questo momento buio che l'atleta ha cominciato a esplorare il mondo della mindfulness, come discusso nei capitoli precedenti. Ha raccontato che ha iniziato a praticare la meditazione della consapevolezza e a concentrarsi sull'ascolto attento delle sensazioni fisiche e delle emozioni. Inoltre ha aggiunto che questa pratica gli ha permesso di affrontare il suo dolore interiore e di sviluppare una maggiore comprensione di se stesso.

Oltre alla mindfulness, l'atleta ha prestato particolare attenzione all'alimentazione. Ha sottolineato: "Ho capito che il cibo può svolgere un ruolo cruciale nella salute mentale e fisica". Ha adottato una dieta equilibrata e ricca di nutrienti, che gli ha fornito l'energia necessaria per sostenere il suo percorso di recupero. Gli alimenti ricchi di antiossidanti e sostanze nutritive hanno contribuito a migliorare la sua salute generale e a ridurre l'infiammazione, così con il tempo l'atleta ha iniziato a percepire dei cambiamenti. Ha condiviso con gratitudine: "La pratica della mindfulness mi ha aiutato a gestire lo stress e l'ansia, mentre una dieta sana ha contribuito al mio benessere fisico". Ha gradualmente cominciato a partecipare a eventi sportivi amatoriali, riscoprendo la gioia del movimento e della competizione. Ha riconquistato la passione per lo sport, anche se in una forma diversa rispetto al passato.

La storia di questo ex-atleta ci dimostra che anche nei momenti più bui è possibile trovare la luce. Lui stesso afferma: "La resilienza, la mindfulness e un'alimentazione adeguata sono strumenti potenti per superare le sfide e riscoprire la passione per la vita". Questa testimonianza mostra in modo tangibile come la connessione tra mente e corpo possa portare a una rinascita sorprendente, dimostrando che non esiste una separazione netta tra i due e che entrambi possono essere alleati nella ricerca della felicità e del benessere.

"La Trasformazione di una Madre":

La storia di questa madre rappresenta un potente esempio di resilienza, autostima e trasformazione attraverso l'esercizio fisico e una corretta alimentazione. Dopo la nascita del suo terzo figlio, si è trovata ad affrontare sfide legate al peso e all'autostima che hanno influenzato profondamente la sua vita. Tuttavia, grazie a una determinazione inarrestabile e all'adozione di pratiche sane, ha compiuto un viaggio di rinascita straordinario.

Dopo la nascita del suo terzo figlio, questa madre ha iniziato a sentirsi insoddisfatta del suo peso e della sua immagine corporea. Le richieste della maternità, tra cui il prendersi cura dei suoi bambini e il mantenere la famiglia, avevano assorbito gran parte del suo tempo ed energie. Sentiva di aver perso il controllo sulla sua salute e la sua autostima ne aveva risentito, quindi ha deciso di affrontare la sua situazione e ha iniziato a integrare gradualmente l'esercizio fisico nella sua routine quotidiana, infatti ha iniziato con camminate regolari e successivamente ha introdotto allenamenti più intensi e ha persino cominciato a correre. Questo cambiamento le ha permesso di ritrovare una connessione con il suo corpo e di stabilire obiettivi realistici per migliorare la sua forma fisica.

Parallelamente all'attività fisica, la madre ha prestato particolare attenzione alla sua alimentazione, collegandosi al capitolo "Strategie Alimentari per l'Atleta". Ha imparato a fare scelte alimentari più consapevoli, privilegiando cibi nutrienti e bilanciati ed ha consultato esperti in nutrizione per sviluppare un piano alimentare che supportasse i suoi obiettivi di fitness.

Con il tempo, questa madre ha notato cambiamenti non solo nel suo corpo, ma anche nella sua autostima: ha cominciato a sentirsi più sicura di sé e motivata a perseguire obiettivi più ambiziosi, ha iniziato a partecipare a corse locali e ha completato con successo diverse maratone. Questi traguardi hanno rafforzato la sua autostima e le hanno dato la conferma che poteva superare le sfide e raggiungere ciò che si proponeva.

Infine la storia di questa madre ci ricorda che è possibile superare le sfide e raggiungere i nostri obiettivi, indipendentemente dalle circostanze. La combinazione di un approccio attento all'alimentazione e all'esercizio fisico può aprire la strada a una trasformazione positiva e alla rinascita della fiducia in se stessi. La sua storia è un messaggio di ispirazione per chiunque affronti difficoltà simili e cerchi un cammino verso il cambiamento e il benessere.

"Il Viaggio di un Imprenditore Stressato":

La storia di questo giovane imprenditore offre un insight illuminante sul potere della mindfulness, dell'esercizio fisico e dell'alimentazione equilibrata nel superare lo stress lavorativo e nel ristabilire un equilibrio tra salute mentale e fisica.

Iniziamo con una panoramica della vita frenetica di questo imprenditore. Come spesso accade, la sua carriera imprenditoriale è stata caratterizzata da lunghi orari di lavoro, scadenze serrate e una pressione costante per il successo. Questa situazione aveva un impatto significativo sulla sua salute mentale, causando ansia, stanchezza cronica e burnout.

In un tentativo di affrontare lo stress, il giovane imprenditore si è imbattuto nel concetto di mindfulness, collegandosi così al capitolo dedicato. La mindfulness, con le sue pratiche di meditazione e consapevolezza, gli ha fornito strumenti per gestire il suo stato mentale; ha iniziato a dedicare del tempo ogni giorno alla meditazione, apprendendo a vivere nel momento presente e ad affrontare le sfide con calma e chiarezza mentale.

Per complementare la sua pratica di mindfulness, l'imprenditore ha deciso di introdurre lo sport nella sua routine quotidiana iniziando con semplici attività fisiche, come il jogging, per poi abbracciare sport più strutturati come il nuoto e il ciclismo. L'esercizio fisico gli ha fornito una valvola di sfogo per lo stress accumulato e ha favorito la produzione di endorfine, contribuendo a migliorare il suo umore e a ridurre l'ansia.

Oltre alla mindfulness e all'attività fisica, l'imprenditore ha riconosciuto l'importanza della corretta alimentazione, richiamando il concetto di "Strategie Alimentari per l'Atleta". Ha apportato modifiche significative alla sua dieta, eliminando cibi altamente processati e privilegiando alimenti ricchi di nutrienti come frutta, verdura, proteine magre e cereali integrali. Questo cambiamento gli ha fornito l'energia necessaria per affrontare le sfide quotidiane e ha migliorato la sua concentrazione.

Infine, grazie a questa combinazione di mindfulness, esercizio fisico e alimentazione equilibrata, il giovane imprenditore ha sperimentato una trasformazione notevole. Lo stress che lo aveva oppresso in precedenza ha iniziato a dissolversi gradualmente, sostituito da una maggiore resilienza e chiarezza mentale imparando a gestire le pressioni del lavoro in modo più efficace e a prendersi cura di sé stesso.

La storia di questo imprenditore dimostra che, anche in situazioni di stress e burnout, esistono strumenti e risorse che possono aiutare a recuperare il benessere mentale e fisico. La mindfulness, lo sport e una dieta equilibrata sono diventati pilastri fondamentali del suo nuovo stile di vita, consentendogli di trovare un nuovo equilibrio tra lavoro e salute. La sua storia è un messaggio di speranza per chiunque si trovi in una situazione simile, indicando una via per superare lo stress e recuperare il controllo sulla propria vita.

"Il Percorso di un Senior verso la Rinascita":

La storia di questa persona anziana è un esempio straordinario di come sia possibile migliorare la qualità di vita attraverso lo sport, un'alimentazione appropriata e una volontà incrollabile di cambiare le proprie condizioni.

La storia ha inizio con un anziano che si trova a fronteggiare alcune delle sfide tipiche legate all'invecchiamento, tra cui problemi di mobilità, dolore articolare e una sensazione generale di debolezza. Il sedentarismo aveva reso la sua situazione ancora più critica, contribuendo a peggiorare la sua salute mentale e fisica.

In un momento di svolta, questa persona anziana è venuta a conoscenza dei benefici dello sport sulla salute mentale; ha cominciato a considerare l'idea di reintrodurre l'attività fisica nella sua vita, facendo riferimento ai capitoli che trattano il ruolo dello sport nella regolazione delle emozioni e nella gestione dello stress. Nonostante le difficoltà iniziali, ha iniziato con semplici camminate quotidiane.

Parallelamente, ha riconosciuto l'importanza di un'alimentazione appropriata, richiamando il concetto di "Strategie Alimentari per l'Atleta". Ha apportato modifiche alla sua dieta, fornendo al suo corpo tutti i nutrienti necessari per sostenere l'attività fisica e la riparazione dei tessuti.

La storia continua con la decisione di intraprendere una serie di camminate quotidiane. Inizialmente, queste passeggiate erano brevi e fatte con attenzione per evitare sforzi eccessivi. Tuttavia, nel corso del tempo, ha gradualmente aumentato la durata e l'intensità delle passeggiate, rafforzando così la sua resistenza fisica e la fiducia in se stesso.

Il risultato di questo impegno è stato sorprendente. La sua mobilità è migliorata notevolmente, il dolore articolare è diminuito e si è sentito psicologicamente più forte e motivato. Questa trasformazione ha influenzato positivamente la sua salute mentale e la consapevolezza di come il suo corpo stesse rispondendo positivamente alle nuove abitudini aumentando la sua fiducia e la sua autostima.

La storia di questa persona anziana offre un messaggio di speranza a chiunque si trovi in una situazione simile. Dimostra che, indipendentemente dall'età o dalle condizioni iniziali, è possibile migliorare la salute mentale e fisica attraverso lo sport e una dieta appropriata.

"L'Adolescente e il Potere della Disciplina":

La storia di questo adolescente è un potente esempio di come la disciplina, lo sport e una corretta alimentazione possano trasformare la vita di un giovane che affronta sfide complesse come il bullismo e la bassa autostima.

La storia ha inizio con un adolescente che si trova in una situazione difficile. Affronta il bullismo a scuola, subendo costanti attacchi verbali e psicologici da parte dei suoi coetanei. Questa situazione ha minato la sua autostima, portandolo a sentirsi isolato e insicuro di se stesso.

In un momento di svolta, questo giovane ha iniziato a cercare soluzioni per affrontare i suoi problemi, ha fatto riferimento al concetto di resilienza, cercando di sviluppare la capacità di affrontare le avversità ed ha iniziato a esplorare il mondo dello sport come possibile via per costruire autodisciplina e fiducia in se stesso.

Grazie alla determinazione, ha iniziato a partecipare a un programma sportivo strutturato. Questo gli ha fornito un senso di scopo e l'opportunità di sviluppare le proprie abilità fisiche.. Nel suo caso, lo sport è diventato uno strumento per liberare la tensione accumulata a causa del bullismo quindi, nel corso del tempo, la disciplina richiesta dal suo coinvolgimento nello sport ha iniziato a influenzare positivamente altri aspetti della sua vita; ha imparato a stabilire obiettivi, a seguire un piano di allenamento e a rimanere costante nonostante le sfide. Questa autodisciplina ha cominciato a trasferirsi nella sua vita quotidiana, aiutandolo a gestire meglio il bullismo e a costruire autostima.

Partecipando allo sport, ha avuto l'opportunità di incontrare nuove persone e costruire amicizie positive. Queste relazioni gli hanno fornito un supporto emotivo prezioso, ha trovato amici che lo hanno sostenuto nei momenti difficili e lo hanno incoraggiato a perseguire il suo benessere personale.

La storia di questo adolescente dimostra che anche le sfide più complesse possono essere affrontate attraverso la disciplina, l'impegno nello sport e una dieta equilibrata. Attraverso queste nuove abitudini, ha costruito autodisciplina, fiducia in se stesso e ha creato un ambiente sociale positivo. La sua esperienza enfatizza l'importanza di un approccio olistico alla salute mentale e fisica, che tiene conto di tutti gli aspetti della vita di una persona. Con determinazione e il giusto supporto, è possibile superare le avversità e costruire una vita migliore.

CAPITOLO

9

Piani Alimentari e Programmi di Allenamento:

Analisi delle Esigenze Individuali:

L'analisi delle esigenze individuali è un passaggio fondamentale nella ricerca del benessere psicofisico attraverso lo sport e una corretta alimentazione. Questo processo consente a ciascun individuo di personalizzare il proprio percorso di salute mentale e fisica, tenendo conto delle sue specifiche caratteristiche, preferenze e restrizioni.

Ogni persona è unica, con un proprio patrimonio genetico, livello di forma fisica, obiettivi personali e sfide uniche da affrontare. La consapevolezza di questi fattori è cruciale per sviluppare un programma di allenamento e un piano alimentare che siano efficaci e sostenibili.

La valutazione del proprio livello di forma fisica è un primo passo cruciale. Alcune persone possono essere atleti esperti, mentre altre possono essere alle prime armi o in uno stato di sedentarietà. Conoscere il proprio punto di partenza permette di stabilire obiettivi realistici e di progredire in modo graduale, evitando il rischio di lesioni o frustrazioni.

Inoltre le preferenze alimentari variano notevolmente da persona a persona. Alcuni potrebbero preferire diete vegetariane o vegane, mentre altri potrebbero seguire diete più ricche di proteine animali, quindi possono esserci restrizioni alimentari legate a intolleranze o allergie. Rispettare queste preferenze e restrizioni è fondamentale per mantenere un regime alimentare sostenibile e salutare.

L'analisi delle esigenze individuali è fondamentale per la personalizzazione del percorso di salute mentale e fisica. Ciò significa che non esiste un'unica soluzione adatta a tutti. Invece, si tratta di creare programmi su misura che tengano conto delle caratteristiche uniche di ciascun individuo.

Una volta identificate le esigenze e le preferenze individuali, è possibile creare un piano che comprenda esercizi fisici adatti al livello di forma fisica e obiettivi personali, insieme a una dieta equilibrata basata sulle preferenze alimentari e le restrizioni. Inoltre, la mindfulness può essere incorporata per migliorare la consapevolezza durante l'allenamento e l'alimentazione.

In conclusione, riconoscere la propria unicità e lavorare in armonia con essa è la chiave per ottenere risultati duraturi e positivi.

Proposte di Piani Alimentari:

L'elaborazione di piani alimentari personalizzati è essenziale per garantire il successo di qualsiasi obiettivo legato alla salute mentale e fisica. Ogni individuo ha esigenze e obiettivi diversi, e un piano alimentare ben strutturato può essere il fondamento su cui costruire un percorso di benessere ottimale. Di seguito, vengono proposti alcuni piani alimentari differenziati in base agli obiettivi, con un collegamento ai concetti precedentemente discussi nei capitoli dedicati alla relazione tra alimentazione, sport e salute mentale.

Piano Alimentare per la Perdita di Peso:

Obiettivo: Ridurre il peso corporeo in modo sano e sostenibile, migliorando la salute mentale attraverso una gestione dell'umore stabile.

Colazione: Includere alimenti ad alto contenuto proteico come yogurt greco o uova, abbinati a frutta fresca e una fonte di grassi salutari come le noci.

Pranzo: Una porzione adeguata di proteine magre (pollo, pesce o tofu) accompagnata da verdure a basso contenuto calorico e una fonte di carboidrati complessi come il riso integrale.

Spuntini: Frutta o verdure crude con una porzione di proteine magre (ad esempio, uno yogurt magro o una manciata di mandorle).

Cena: Una porzione più piccola di proteine magre con una varietà di verdure e una porzione limitata di carboidrati.

Idratazione: Bere molta acqua durante il giorno e limitare l'assunzione di bevande zuccherate o alcoliche.

Piano Alimentare per l'Aumento della Massa Muscolare:

Obiettivo: Aumentare la massa muscolare e migliorare la forza fisica, promuovendo allo stesso tempo una mente più resilient.

Colazione: Una colazione ricca di proteine come una frittata con verdure e formaggio, accompagnata da una porzione di avena.

Pranzo: Una generosa porzione di proteine magre con riso integrale o quinoa e una varietà di verdure.

Spuntini: Una fonte di proteine come uno shake proteico o un uovo sodo, abbinata a frutta o noci.

Cena: Proteine magre con patate dolci o altri carboidrati complessi e verdure.

Idratazione: Mantenere un'adeguata idratazione per sostenere la performance fisica.

Piano Alimentare per il Mantenimento del Peso e la Salute Mentale:

Obiettivo: Mantenere un peso corporeo sano e promuovere la stabilità emotiva e il benessere mentale.

Colazione: Una colazione bilanciata che includa proteine, carboidrati complessi e grassi salutari, come uno yogurt con frutta e una manciata di noci.

Pranzo: Una varietà di alimenti che fornisca nutrienti essenziali, come una insalata mista con pollo o ceci e una fonte di carboidrati integrali.

Spuntini: Frutta o verdure con un accompagnamento proteico, come hummus o formaggio magro.

Cena: Una cena leggera e bilanciata, come pesce al vapore con riso integrale e verdure al vapore.

Idratazione: Bere acqua o tè senza zucchero durante il giorno per mantenere una corretta idratazione e supportare la funzione cerebrale.

Questi piani alimentari sono solo esempi e possono essere personalizzati ulteriormente in base alle preferenze individuali e alle esigenze specifiche. È fondamentale ricordare che l'alimentazione è una componente chiave della salute mentale e fisica e deve essere affrontata in modo responsabile e consapevole. L'adozione di una dieta equilibrata può contribuire significativamente a migliorare la qualità della vita e il benessere complessivo.

Proposte di Programmi di Allenamento:

L'elaborazione di programmi di allenamento mirati è fondamentale per raggiungere obiettivi specifici legati alla salute mentale e fisica. Ogni individuo ha il proprio livello di fitness, preferenze e obiettivi, e un programma di allenamento ben strutturato può rappresentare il punto di partenza per un percorso di benessere ottimale. Di seguito, vengono proposte alcune routine di esercizio suddivise per livello e obiettivo.

Programma di Allenamento per Principianti - Migliorare la Salute Mentale e Fisica:

Obiettivo: Iniziare un percorso di fitness con un focus sulla salute mentale e fisica di base.

Esercizi Cardiovascolari: Camminare, nuotare o fare ciclismo leggero per almeno 30 minuti al giorno, cinque giorni alla settimana.

Allenamento della Forza: Eseguire esercizi di resistenza corporea come flessioni, squat e plank, 2-3 giorni alla settimana.

Flessibilità e Rilassamento: Praticare esercizi di stretching e yoga per migliorare la flessibilità e ridurre lo stress, 2-3 giorni alla settimana.

Mindfulness e Meditazione: Dedicare almeno 10 minuti al giorno alla pratica della mindfulness e della meditazione per migliorare la consapevolezza e la gestione dello stress.

Programma di Allenamento Intermedio - Potenziare la Salute Mentale e Fisica:

Obiettivo: Continuare a migliorare la salute mentale e fisica, aumentando la resistenza e la forza.

Esercizi Cardiovascolari: Incrementare l'intensità e la durata degli esercizi cardiovascolari a 45-60 minuti al giorno, cinque giorni alla settimana.

Allenamento della Forza: Utilizzare pesi liberi o macchine per esercizi di resistenza, 3-4 giorni alla settimana.

Flessibilità e Rilassamento: Approfondire la pratica dello stretching e dello yoga per migliorare la flessibilità e ridurre la tensione muscolare, 3-4 giorni alla settimana.

Mindfulness e Meditazione: Estendere la pratica della mindfulness e della meditazione a 15-20 minuti al giorno per potenziare la concentrazione e la gestione dello stress.

Programma di Allenamento Avanzato - Ottimizzare la Salute Mentale e Fisica:

Obiettivo: Massimizzare la salute mentale e fisica, raggiungendo livelli di resistenza e forza elevati.

Esercizi Cardiovascolari: Mantenere una routine di esercizi cardiovascolari intensi come corsa, ciclismo o nuoto per almeno 60 minuti al giorno, cinque giorni alla settimana.

Allenamento della Forza: Concentrarsi su programmi di allenamento della forza avanzati, inclusi esercizi multiarticolari e periodizzazione, 4-5 giorni alla settimana.

Flessibilità e Rilassamento: Continuare a praticare lo stretching e lo yoga per mantenere la flessibilità e il rilassamento muscolare, 3-4 giorni alla settimana.

Mindfulness e Meditazione: Prolungare la pratica della mindfulness e della meditazione a 20-30 minuti al giorno per massimizzare la consapevolezza e la gestione dello stress.

L'integrazione della mindfulness in questi programmi di allenamento può offrire notevoli benefici sia per la salute mentale che per quella fisica. La mindfulness può aiutare a sviluppare la concentrazione, a ridurre lo stress e l'ansia, e a migliorare la consapevolezza del proprio corpo durante l'allenamento. Pratiche come la meditazione prima o dopo l'allenamento possono contribuire a creare un legame più profondo tra mente e corpo, potenziando ulteriormente il benessere complessivo.

Integrazione di Mindfulness e Recupero:

L'integrazione di mindfulness e tecniche di recupero nelle routine di allenamento è fondamentale per promuovere un benessere ottimale sia a livello mentale che fisico. Questo approccio olistico si basa su un rafforzamento reciproco tra corpo e mente, creando un equilibrio che può massimizzare i benefici derivanti dall'attività fisica. Di seguito, esploriamo come incorporare la mindfulness e le pratiche di recupero nelle routine di allenamento, mettendo in luce l'importanza di questa sinergia.

1. Prima dell'Allenamento - Preparazione Mentale:

Prima di iniziare l'allenamento, dedicare alcuni minuti alla mindfulness può aiutare a preparare la mente per l'attività fisica imminente. La pratica della mindfulness può includere esercizi di respirazione profonda per ridurre lo stress e aumentare la concentrazione. Questo stato mentale rilassato può facilitare l'impegno completo nell'allenamento, contribuendo a una maggiore efficacia e consapevolezza durante l'esercizio.

2. Durante l'Allenamento - Consapevolezza del Movimento:

La consapevolezza del movimento è una pratica chiave durante l'allenamento. Invece di eseguire gli esercizi meccanicamente, concentrarsi sulla sensazione del movimento, sulla postura e sulla respirazione. Questo approccio consente di prevenire infortuni, ottimizzare la forma fisica e creare un legame più profondo tra mente e corpo. Ad esempio, durante una sessione di yoga o una corsa, concentrarsi sulla sensazione del piede che colpisce il terreno o sulla tensione muscolare può aumentare la connessione tra mente e corpo.

3. Dopo l'Allenamento - Recupero Attivo e Passivo:

Dopo l'allenamento, dedicare del tempo al recupero è essenziale per ridurre l'affaticamento muscolare e prevenire lesioni. Qui è possibile incorporare sia tecniche di recupero attivo che passivo. L'allenamento di mindfulness può svolgere un ruolo cruciale nel recupero passivo, ad esempio con sessioni di meditazione per rilassare il corpo e la mente. Nel recupero attivo, pratiche come lo stretching e lo yoga possono migliorare la flessibilità e promuovere la guarigione muscolare.

4. Prima e Dopo i Pasti - Consapevolezza Alimentare:

L'aspetto dell'alimentazione è un altro elemento chiave per il benessere fisico e mentale. Incorporare la mindfulness nei pasti può migliorare la consapevolezza alimentare. Prima di mangiare, prendersi un momento per riflettere sulla scelta alimentare e sull'apprezzamento del cibo può favorire una relazione più sana con l'alimentazione. Dopo i pasti, praticare la mindfulness può aiutare a evitare abbuffate e a promuovere la digestione.

5. <u>Pratica Continua - Coerenza e Progresso:</u>

La chiave per ottenere i massimi benefici da questa integrazione di mindfulness e recupero è la pratica continua. Coerenza e progresso sono fondamentali. Inoltre, tenere un diario o registrare le sensazioni e le esperienze durante queste pratiche può essere utile per monitorare il proprio progresso e adattare la routine in base alle esigenze individuali.

Questo approccio che integra la mindfulness e le pratiche di recupero nelle routine di allenamento crea un ambiente favorevole per il benessere complessivo, contribuisce a sviluppare una maggiore consapevolezza di sé, migliora la gestione dello stress e potenzia la connessione tra mente e corpo. Questo collegamento sinergico tra allenamento fisico, alimentazione e mindfulness è un pilastro fondamentale per un equilibrio ottimale tra salute mentale e fisica.

Monitoraggio e Adattamento:

Il monitoraggio e l'adattamento costituiscono un elemento cruciale per il successo nel percorso di benessere che abbraccia mente, corpo, alimentazione e sport. Questa pratica continua di osservazione e adeguamento non solo consente di valutare i progressi compiuti, ma è anche fondamentale per garantire che i piani e i programmi siano sempre in linea con le esigenze individuali.

1. <u>Monitoraggio dei Progressi:</u>

Per monitorare i progressi nel proprio percorso di benessere, è essenziale tenere un registro sistematico delle attività fisiche, dell'alimentazione e delle pratiche di mindfulness. Questi dati possono includere dati numerici, come il peso corporeo, le prestazioni sportive, i livelli di energia e di stress, ma anche riflessioni personali sulla qualità del sonno, sulle emozioni e sulla relazione con il cibo. Questo monitoraggio fornisce una base obiettiva per valutare i cambiamenti e identificare le aree che richiedono un maggiore sviluppo.

2. Adattamento Guidato dai Dati:

L'analisi dei dati raccolti è il passo successivo. Questa fase implica l'identificazione di modelli, tendenze e aree di miglioramento. Ad esempio, potresti notare che il tuo livello di stress è diminuito dopo l'introduzione della mindfulness nelle tue routine giornaliere o che hai raggiunto un obiettivo di perdita di peso. Sulla base di queste informazioni, puoi iniziare a pianificare adattamenti mirati.

3. Ascolto del Corpo e della Mente:

L'ascolto attivo del proprio corpo e della mente è un elemento cruciale in questo processo; bisogna prestare attenzione alle sensazioni fisiche, alle emozioni e alle reazioni durante l'allenamento, i pasti e le sessioni di mindfulness. L'ascolto attivo consente di rilevare segnali precoci di sovrallenamento, sottoposizione al cibo o squilibri emotivi. Questo dialogo costante con il proprio corpo e la propria mente è la base per adattare in modo consapevole le tue scelte.

4. Adattamenti Graduali e Sostenibili:

Quando si pianificano gli adattamenti, è importante farlo in modo graduale e sostenibile. Cambiare troppo velocemente o in modo drastico può causare stress e resistenza al cambiamento, invece mirare a piccoli aggiustamenti progressivi è spesso più efficace e sostenibile nel lungo termine. Ad esempio, se il tuo obiettivo è aumentare la forza, potresti pianificare di aumentare gradualmente il carico degli esercizi di resistenza nel corso di diverse settimane anziché farlo improvvisamente.

5. <u>Consulenza e Guida Professionale:</u>

Per alcuni individui, può essere utile coinvolgere un professionista della salute, come un nutrizionista, un allenatore personale o un consulente di mindfulness, per guidare il processo di monitoraggio e adattamento. Questi esperti possono offrire una prospettiva obiettiva, competenze specializzate e un piano personalizzato basato su obiettivi specifici.

CAPITOLO

10

Riepilogo del Percorso:

Durante il nostro viaggio attraverso questo libro, abbiamo esplorato profondamente il legame tra mente e corpo, sport e alimentazione, scoprendo come questi elementi siano strettamente interconnessi. Abbiamo iniziato con le basi biologiche che sottolineano l'importanza della chimica cerebrale e ormonale, dimostrando come lo sport e l'alimentazione influenzano direttamente il nostro stato d'animo e il comportamento.

Successivamente, abbiamo esplorato come lo sport possa diventare uno strumento potente per gestire lo stress e migliorare la nostra salute mentale, sottolineando il ruolo sociale dello sport nel creare un senso di appartenenza e supporto.

Analizzando alcuni studi scientifici hanno confermato i benefici dello sport sulla salute mentale, mettendo in luce come diversi tipi di attività fisica possano influenzare in modo positivo il nostro benessere psicologico. Inoltre abbiamo ascoltato testimonianze reali di persone che hanno utilizzato lo sport come mezzo per superare sfide mentali e abbiamo esplorato come specifici nutrienti possano modulare l'umore e la funzione cognitiva.

Nel capitolo dedicato alla salute digestiva, abbiamo scoperto come l'alimentazione influisca sulla psiche attraverso la "gut-brain axis", collegando il concetto di energia mentale all'importanza di un'alimentazione equilibrata per sostenere sia la performance fisica che quella mentale. Di seguito abbiamo esaminato l'effetto delle scelte alimentari sulla nostra autostima e sulle emozioni, mettendo in evidenza l'importanza dell'appartenenza sociale nel mondo dello sport e dell'alimentazione ed esplorato come una dieta equilibrata possa costruire resilienza mentale e come atleti di alto livello gestiscano dieta e stress.

Abbiamo analizzato la relazione tra apporto calorico, tipologia di nutrienti e prestazioni atletiche, mettendo in evidenza come una corretta alimentazione influenzi sia la capacità fisica che quella cognitiva, discusso dell'importanza dei nutrienti chiave per un recupero ottimale e come un buon recupero fisico possa favorire anche il recupero mentale, presentando testimonianze di atleti che hanno sperimentato i benefici di una corretta alimentazione nello sport e dimostrando come nutrizione, attività fisica, mente e corpo siano interconnessi nella realtà di chi pratica uno sport.

Inoltre, abbiamo suggerito come incorporare momenti di mindfulness e tecniche di recupero nelle routine di allenamento, mettendo in evidenza l'importanza di un approccio olistico; spiegato come monitorare i progressi e adattare piani e programmi in base ai risultati ottenuti e alle sensazioni del corpo, riflettendo sull'importanza dell'ascolto di sé stessi, sia fisicamente che mentalmente.

Questo viaggio ci ha portato a comprendere quanto sia cruciale riconoscere l'interconnessione tra mente e corpo, sport e alimentazione, e come queste dimensioni si completino a vicenda per raggiungere un benessere completo.

Importanza dell'Approccio Personalizzato:

L'approccio personalizzato è un concetto centrale nel nostro percorso verso il benessere fisico e mentale attraverso lo sport e l'alimentazione. Ogni individuo è unico, con le proprie esigenze, obiettivi e limitazioni, ed è fondamentale considerare questa unicità quando si sviluppano piani alimentari e programmi di allenamento. In questa fase conclusiva del nostro viaggio, ci soffermiamo su questo principio, collegandolo ai concetti e alle esperienze che abbiamo esplorato finora.

Le storie di successo di atleti e individui che abbiamo condiviso in precedenza ci hanno insegnato che non esiste una soluzione universale per raggiungere il benessere fisico e mentale. Ognuno di loro ha affrontato sfide diverse e ha adottato strategie personalizzate per ottenere risultati positivi. Queste testimonianze ci dimostrano che un piano alimentare o un programma di allenamento efficace deve tener conto delle specifiche esigenze di ciascun individuo.

L'importanza di questo approccio emerge chiaramente quando consideriamo le diverse fasce di età e livelli di fitness. Un principiante avrà bisogno di un programma diverso da un atleta esperto, proprio come un anziano avrà esigenze diverse da un giovane. Pertanto, il riconoscimento delle singole necessità è fondamentale per creare un percorso di salute e benessere su misura.

Nel capitolo precedente, abbiamo proposto diversi piani alimentari mirati a obiettivi specifici, come la perdita di peso, l'aumento della massa muscolare o il semplice mantenimento.

Queste proposte, tuttavia, non sono destinate a essere applicate indiscriminatamente a tutti. L'adattamento a ciascun individuo è essenziale, ad esempio una persona con problemi di salute particolari potrebbe richiedere modifiche significative a un piano alimentare standard e allo stesso modo, un individuo con esigenze di allenamento specifiche dovrebbe personalizzare il proprio programma per ottenere i massimi benefici.

La personalizzazione non riguarda solo le componenti fisiche del nostro percorso, ma si estende anche alle sfide mentali. Nel capitolo sulla mindfulness, abbiamo imparato come l'attenzione e la consapevolezza possano potenziare sia la performance mentale che quella fisica. Tuttavia, il modo in cui ognuno integra queste pratiche nella propria routine può variare notevolmente. Alcuni potrebbero trovare la meditazione camminata particolarmente efficace, mentre altri potrebbero preferire la consapevolezza del respiro durante l'allenamento.

L'aspetto più importante dell'approccio personalizzato è l'attenzione all'individuo nella sua totalità. Ciascuno di noi è influenzato da un insieme complesso di fattori, tra cui la genetica, l'ambiente, le esperienze personali e le sfide mentali. Pertanto, una visione olistica è fondamentale per guidare il nostro percorso verso il benessere.

Mantenere l'Equilibrio nel Tempo:

Mantenere l'equilibrio nel tempo è spesso una delle sfide più significative quando si tratta di mantenere uno stile di vita sano basato su sport e alimentazione. Mentre abbiamo esplorato in dettaglio l'importanza dell'approccio personalizzato, delle strategie di alimentazione, dell'allenamento e della mindfulness, è altrettanto essenziale comprendere come mantenere queste abitudini positive nel lungo termine, ciò richiede resilienza, recupero e consapevolezza continua.

La resilienza è un attributo cruciale quando si tratta di affrontare le sfide che possono emergere lungo il nostro percorso di salute e benessere. Ciò include momenti di stanchezza fisica, periodi di stress mentale, o anche ostacoli imprevisti nella nostra routine. La resilienza ci consente di superare queste difficoltà anziché arrenderci ad esse.

Imparare a gestire lo stress, a mantenere la concentrazione e a gestire le emozioni è fondamentale per mantenere l'equilibrio nel tempo.

Inoltre, il recupero è una componente essenziale per garantire che il nostro corpo e la nostra mente rimangano in condizioni ottimali. Abbiamo affrontato diverse strategie di recupero, tra cui il riposo attivo, il riposo passivo, il sonno e le tecniche di stretching ed attraverso la meditazione e la consapevolezza, possiamo lenire la nostra mente, ridurre lo stress e prepararci per le sfide future.

La mindfulness non riguarda solo la gestione dello stress, ma è anche fondamentale per rimanere ancorati al presente e al nostro percorso di salute. Mantenere la consapevolezza costante delle nostre azioni, delle nostre scelte alimentari e dell'attività fisica è ciò che ci consente di rimanere fedeli ai nostri obiettivi a lungo termine. Questa consapevolezza ci aiuta a evitare cadute nell'auto-indulgenza o nella negligenza, che possono mettere a rischio i progressi fatti.

Il Ruolo della Comunità e del Supporto Sociale:

Il ruolo della comunità e del supporto sociale riveste un'importanza fondamentale nel mantenere l'equilibrio nel percorso di salute, fitness e benessere. Questo concetto è stato ampiamente affrontato nei capitoli precedenti, evidenziando come la condivisione delle esperienze e il sostegno reciproco siano elementi chiave per il successo a lungo termine.

Le comunità online sono diventate un luogo prezioso per condividere esperienze, informazioni e supporto. Forum, gruppi di social media e piattaforme di condivisione video forniscono spazi in cui le persone possono connettersi con individui che condividono interessi simili. Queste comunità online possono essere fonti di ispirazione e supporto pratico, con consigli su allenamenti, ricette salutari e strategie per affrontare le sfide quotidiane, mentre nel contesto dell'alimentazione, il supporto sociale è altrettanto significativo. La condivisione di piani alimentari, ricette e progressi con amici, familiari o compagni di allenamento può fornire una rete di sostegno che aiuta a rimanere motivati e responsabili delle scelte alimentari. Inoltre, partecipare a cene o eventi sociali incentrati su alimenti salutari può rendere più semplice aderire a un regime alimentare bilanciato, senza sentirsi isolati o privati.

Guardare al Futuro con Ottimismo:

L'importanza dello sport va ben oltre la ricerca di una forma fisica desiderata. Si tratta di costruire resistenza, forza e flessibilità, non solo nel corpo, ma anche nella mente. Attraverso l'allenamento, apprendiamo l'importanza della disciplina, della perseveranza e della resilienza. Questi attributi possono essere applicati a tutti gli aspetti della vita, aiutandoci ad affrontare sfide e difficoltà con ottimismo e determinazione.

L'alimentazione, come dimostrato nei vari capitoli dedicati, è molto più di un semplice atto di nutrimento, è una forma di autocura, un mezzo per migliorare la salute a livello fisico e mentale. L'apprendimento di come i nutrienti influenzino l'umore, la concentrazione e la resilienza ci offre un controllo maggiore sulla nostra psiche e ci consente di prendere decisioni alimentari informate che sostengano il nostro benessere complessivo, quindi

la mindfulness, una pratica centrale in questo percorso, ci insegna a essere presenti nel momento, ad accettare le sfide e ad affrontare lo stress con calma e consapevolezza.

In sintesi, il futuro dovrebbe essere accolto con entusiasmo e fiducia. Abbiamo a disposizione gli strumenti e le conoscenze necessarie per affrontare il nostro percorso di salute e benessere con successo. Ogni giorno è un'opportunità per sperimentare, imparare e crescere. Con una mentalità aperta, un impegno costante e il sostegno di una comunità solidale, possiamo guardare al futuro con la sicurezza che il nostro viaggio sarà ricco di salute, soddisfazione e realizzazione.